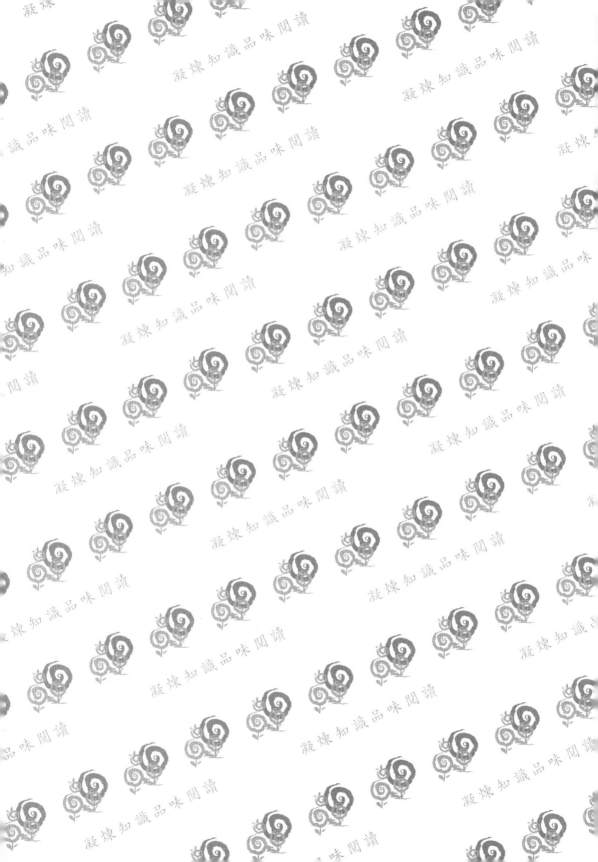

中醫養生學

五南圖書出版公司 印行

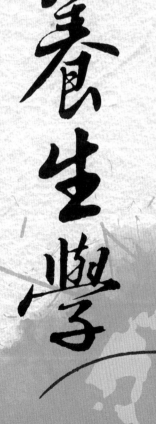

摘　要

本書共分爲十一章，以「辨別證候的陰陽病勢」爲核心，全書內容涵蓋中醫藥概述、節氣時令、東亞（中、日、韓、台）醫藥養生發展與流傳、動功、靜功、鍼、灸、脈道、藥典處方、茶、中醫疫情診治等。適用對象包括：中醫養生學教科書、國家中醫師執照考試教材、科學史領域延伸讀物、通識暨博雅課程用書、企業員工健康管理、個人保健參考。是爲台灣本上首本在地學術中醫養生專書。

關鍵字：中醫、養生、陰陽

Abstract

This book (Health Promotion in Chinese Medicine) is composed with eleven chapters, with the identification of syndromes by yin and yang as the core, the content covers: overview of Chinese medicine, solar terms, the development and spread of health maintenance in East Asia (China, Japan, Korea, Taiwan), active & still practices, acupuncture, moxibustion, schematic meridians, formulae in pharmacopoeia, tea, clinical Chinese medicine epidemic treatment, and etc. It is applicable for textbooks of CM health promotion, referencing books for the national CM licensure examination, extended readings in the field of history of science, general education and liberal arts course books, corporate employee health management, and personal health reference. It is the first local academic book of CM health promotion and preservation in Taiwan.

Key Words: Chinese Medicine, Health Promotion, Yin-Yang

摘　要

本書は11章に分かれており、「陰陽病の鑑別」を中心として、漢方医学の概要、節季、時令、東アジア（台湾、日本、韓国、中国）医学の発展と普及、動功、静功、鍼、灸、脈道、薬局方処方、お茶、漢方医学による伝染病治療などが含まれています。本書は次の方を対象としています：漢方医学養生学教科書、漢方医国家免許試験の教科書、科学史分野についての知識を広げるための読み物、一般教育と教養課程で用いられる書籍、企業従業員の健康管理および個人健康の参考が含まれています。本書は、台湾の漢方医学養生に関する初の現地学術書です。

キーワード：漢方医学、養生、陰陽

요약문

본 책은 "판별 증후의 음양병세"를 중심으로 총 11장으로 구성되어 있으며, 중의학 개요, 절기시령, 동아시아(중국, 일본, 한국, 대만)의 양생의학 발전과 전파, 동공, 정공, 침, 뜸, 맥도, 약전처방, 차, 전염병의 중의치료 등을 다룹니다. 이 책은 중의양생학 교재, 중의사 국가면허 시험교재, 과학사 분야 연계도서, 교양과목 교과서, 기업 내부 직원 건강 관리, 개인 건강 관리 참고서등에 적합합니다. 이는 대만에서 최초로 출판된 학술적인 중의양생학 전문도서입니다.

키워드 : 동양의학, 양생, 음양

本書出版後榮獲2023年度國醫節優良學術著作獎、中國醫藥研究發展基金會傑出醫藥著作獎；並獲得考試院院長黃榮村講座教授、美國哈佛大學栗山茂久教授、日本茨城大學眞柳誠教授、德國夏里特醫學院文樹德教授特別推薦。

本書作者獲邀於加拿大中醫公會年會、英國歐洲醫學教育年會（AMEE）學術總會，講談《中醫養生學》專書。

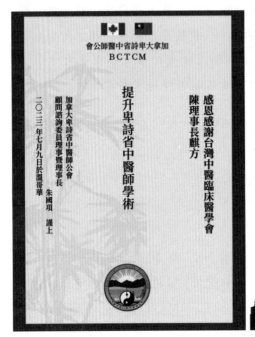

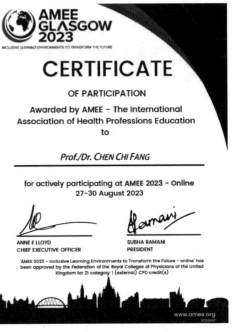

各界專業推薦

國外專家學者

Dr. Marc S. Sabatine—哈佛醫學院（HMS）教授

許家傑（Ka-Kit Hui）—加州大學洛杉磯分校（UCLA）教授

陳紫郎（Ted Chen）—杜蘭大學（TU）講座教授

Shiroma Silva—英國廣播公司（BBC）製作人

崔昇勳—國際東洋醫學會會長

梁永宣—中華醫學會醫史學分會

李經緯—中國中醫科學院研究員

李惠貞—韓國韓醫研究院名譽院長

野瀨眞—大阪東方出版社社長

川村康文—東京理科大學教授

秋葉哲生—東亞醫學協會理事長

寺澤捷年—日本東洋醫學會名譽會長

渡邊賢治—世界衛生組織醫學科學諮問委員

松岡尙則—高知中央診療所院長

台灣專家學者

王靜瓊—臺北醫學大學教授

王之敏—台灣周易養生協會

皮國立—國立中央大學歷史研究所所長

白嘉莉—資深演藝工作者、藝術家

李文華—中國醫藥大學講座教授、中央研究院院士

林昭庚—中國醫藥大學講座教授、中央研究院院士

林瑞宜—台灣皮膚科醫學會名譽理事長

蔡四松—萬國製藥集團總裁

邱清華—國立臺灣大學公共衛生系前主任、消基會名譽董事長

邱泰源—中華民國醫師公會全國聯合會名譽會長

馬逸才—中華民國中藥商業同業公會全國聯合會理事長

黃啓明—航空貨運承攬商業同業公會理事長

張永賢—中國醫藥大學榮譽教授、前副校長

高尚德—中國醫藥大學特聘教授、附設醫院中醫副院長

莊孝武—莊松榮製藥廠有限公司執行副總

曹　偉—天心中醫醫院總監

陳淼和—鐵椎中醫診所院長

陳悅生—中國醫藥大學教授兼主任秘書

陳重仁—國立臺灣大學教授

郭文華—國立陽明交通大學教授

黃怡超—衛生福利部中醫藥司司長

推薦序一

　　中醫醫學能在華人世界歷久不衰，迄今更成為全球顯學，很大原因在於它的「親民」與「實用」等特質，又中醫能治百病，療效甚佳，令世界聞風喪膽的新冠肺炎，也能在中醫裏尋得最佳解方，足證中醫的優勢與潛力，絕對難以估量！

　　然而，相較於治病，中醫更常宣導民眾要重視養生，理由是中醫重視「治未病」的預防醫學觀念，概念也很簡單，如果等到病入膏肓才求醫，不如平時就透過中醫調理臟腑與免疫能力，並以中醫理論安排生活作息，如此便能營造一個健康的身體，即便病毒入侵，也不容易轉成重症，再及時輔以中醫治療，就能快速康復。

　　中醫養生學已是當前世界醫學的潮流及趨勢，不僅可以促進全民健康、富國強民，更可以減少國庫的醫療耗費，讓老幼更加健壯，降低年輕人與照顧者的負擔，社會中堅的青壯年更可在中醫的調理下，強健體魄、衝刺事業、開創人生，對於整體國家的發展，具有關鍵性的影響！

　　富揚謹此推薦由陳麒方博士撰寫的《中醫養生學》寶書，觀諸該書內容不僅是中醫養生理論的精隨，更含括當代中醫藥概述、節氣時令、東亞（中、日、韓、台）醫藥養生發展與流傳、動功、靜功、鍼、灸、脈道、藥典處方、茶、中醫疫情對治與中醫藥法規等多元知識，無論是有心研究的醫者，抑或是各族群的民眾，均能毫無負擔地閱讀與吸收，富揚深信，透過麒方博士深入淺出的介紹，讀者可以簡單、易懂地進行自我保健，維護個人健康，值茲該書付梓前夕，欣喜之餘，爰鄭重推介！

中華民國總統府國策顧問
中醫師公會全國聯合會理事長

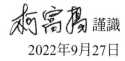 謹識
2022年9月27日

推薦序二：眾方滋養，活水源頭

當年因共同好友認識麒方，迄今已逾十年。此次麒方著作出版，是台灣第一本深具在地特色和學術性質的中醫養生專書，心血結晶，竟邀請我作序推薦。連番盛情下，拒為不恭，受則有愧。身為普通西醫師，無論專業或是資歷，都難免班門弄斧。然麒方堅持：正因我的身分並非中醫名家，才更能呼應他對此書期許——突破中醫同溫層，讓醫學內涵更深更廣，對全民健康有所貢獻。

如同書中所言：「有些病西醫比較有優勢，有些病中醫比較好處理，中、西醫可相輔相成來救助病人。」個人身為從小體弱多病人士，對於這樣觀點，豈止心有戚戚。事實上，無論患者或醫師，只要關注健康養生領域的時間越久，越能明了無論何種醫療都有其極限。身為台灣中醫臨床醫學會現任理事長，麒方能秉持不卑不亢的態度，致力於中醫領域之繼往開來，是醫界和民眾福氣。

閱覽本書，不時拜服於麒方對典籍的援引。博古通今，兼容海外，尤其難能可貴是：關於中醫如何演變於這塊土地上的娓娓道來。十年耕耘之功，可見歷歷。除了史料的考據，書中就節氣、排毒、茶泡、艾灸等養生相關概念，也都提供了本於科學和生活的觀點。例如「艾灸作用是取其『熱』為主，藥品味道並非主要作用」，便不同於民眾傳統認知，助人重新認識。「將實用性最高的傳統書籍——中醫藥原典——其知識做現代化的闡釋、研究」，麒方於此可謂不遺餘力。

扎實廣闊的學養儲備外，麒方在臨床醫治上的口碑和用心有目共睹。本書浩蕩的推薦名列，為其見證。書中關於高鐵上救治患者的故事，則不負醫者初心。在醫療現場，麒方專業和氣，充滿同理，細膩面對著帶有疑難雜症求診的患者。醫病先醫心，相信不少麒方的患者，還未服藥，病已先有了改善。此書之完成，除了作為中醫學術界的重要先鋒，也有助民眾以更合宜的角度看待：中醫在日常生活扮演之角色。

　　值此疫情年代，書中另有收錄關於新冠肺炎中醫診療的案例。因爲有中西醫的協力並進，斯土斯民，得以調養生息。我們都慶幸，面對疫病，我們能擁有不只一種知識體系，和許許多多的人間良醫。由於年未不惑，麒方造訪公家部門時，曾被誤認爲是醫學會理事長的助理（理事長如此年輕實在突破傳統認知）。青年才俊，總是佳話。中醫養生將能因現代化的詮釋更加見用於社會，而根本在於有更多像麒方一樣的好學志士投入。謝謝他們，成爲你我土地的眾方滋養，活水源頭。

汪書平 醫師
2022.09.28

推薦序三：精彩傑作推薦

　　陳麒方理事長為中國醫藥大學醫學博士及日本京都大學訪問學者，並擔任台灣中醫臨床醫學會理事長與中醫師公會理事、主編醫學期刊，學術涵養精湛且臨床經驗豐富，所著《中醫養生學》，以養生學為核心，論述中醫藥概述、節氣時令、鍼、灸、脈道、藥典處方、茶等，並兼論東亞各國養生發展，精采的內容猶如豐富礦藏，等著我們去挖掘與探索。

　　在世界醫學發展潮流中，已由以往「治療疾病」走向注重「養生健康」之趨勢。中醫《黃帝內經・素問》「治未病」之概念，兼具養生保健及治療疾病之特色，所以深受各界重視。例如1989年世界衛生組織公布《國際標準針灸穴名方案》，對針灸安全性、有效性及品質標準進行研究。另外《國際疾病分類第11次修訂本》（ICD-11）於2019年5月25日第72屆世界衛生大會審議通過，在第26章將中醫傳統醫療，納入ICD-11傳統醫學病證之補充章節。《國際疾病分類》自1900年起歷經百年，修訂次數甚少，將中醫之傳統醫學病症證候，系統化並分類編碼納入其中，對於中醫藥國際化具有時代意義。此外，同年台灣《中醫藥發展法》於2019年12月31日公布並自公布日施行，可見中醫藥在國內外均受到重視。

　　台灣依據《全民健康保險法》於1995年3月1日開始實施全民健康保險，提供民眾醫療服務，雖然有社會保險制的醫療照顧體系，但保險費率的增加趕不上老齡化及新藥新科技推陳出新的速度，因此，除全民健康保險提供各種醫療服務外，應該要賡續推動中醫養生，才能完善健康照護體制。體弱病欺人，體強人欺病，藉由中醫藥食同源，寓醫於食，以及春夏養陽，秋冬養陰的養生觀，除疾病治療，也重視養生健康，才是符合現今醫學發展趨勢。

　　陳麒方理事長所著《中醫養生學》，提倡養生促進健康之重要性，而在本書中也特別專篇介紹茶，「茶」字從文字構造而言，寓意為「人在草木之間」，上有草，下有木，一盞清茗在手，如同人在草木之間，吸收天地精華，而茶亦給人們帶來許多省思，茶不過兩種姿態，浮與沉，飲茶不

過兩種姿勢，拿起與放下。人生如茶，沉時坦然，浮時淡然，拿得起也需要放得下。人生如茶，沉浮隨意，自能品出生命滋味。中醫養身及養心合一，身體健康可以創造萬千財富，萬千財富不能換來健康體魄。防病重於治病，欲領略其中奧妙值得深讀本書。

衛生福利部全民健康保險會委員

胡峰賓 律師

2022.10.05

推薦序四：中醫養生專書推薦

　　中醫醫學教育的教、考、訓、用合一，合適的教材是重要的基礎工作。在卅多年前，陳立夫先生曾主持部編大專用書，由當時的中國醫藥學院與正中書局合作出版一系列教材，如中醫診斷學、針灸科學等書，至今仍是國家考試的教材。近年來，在中醫在臨床醫學、基礎醫學、醫經醫史等領域又有另一層進展，新時代的教材需要在各個領域耕耘有成的中醫專家加入編寫的工作。欣聞目前除了台灣中醫四校五系之外，國內政府出版品重要出版單位的五南圖書公司根據考選部國考規範，將推出一系列的新時代中醫教材相關書籍，打頭陣的《中醫養生學》由陳麒方博士撰寫。麒方醫師是中國醫藥大學中醫學系畢業的學弟，目前擔任台灣中醫臨床醫學會理事長，有醫學中心、中醫基層院所的豐富臨床經驗，也在醫學院兼任教職、參與國家考試工作，為國舉才，並連續六年獲得中華民國中醫師公會全聯會論文獎、連續三年獲得日本東洋醫學會論文賞，臨床服務與教學研究並重。

　　台灣近兩年來因為世紀大疫的關係，國人對中醫藥的認識與利用率，皆有所提升，展望後疫情時期，不論對健康促進的推動，或健康識能的增進，無疑都是重要的事情。國際上對中醫藥的重視也是日益升高，如《國際疾病分類第11次修訂本》（ICD-11）該系統在第廿六章新增傳統醫藥專章，以中醫特有的「證候」概念為分類依據。海內外對於中醫藥的發展與重視也是顯而易見的，目前東亞在傳統醫學紛紛推出專法，韓國推行《韓醫藥育成法》、中國大陸有《中醫藥法》，台灣也在2019年公告施行《中醫藥發展法》，並有《中醫藥發展獎勵或補助辦法》、《上市中藥監測辦法》等子法陸續頒布，麒方醫師曾參與規劃《中醫藥發展法》之相關研究計畫。麒方醫師主持之中醫團體亦進軍中央研究院（與史語所生命醫療史研究室等單位共同合作），辦理大型醫經醫史國際學術研討會，在中醫藥相關事工的參與十分用心。

　　《中醫養生學》專書由經史文獻角度導入，切合實用，是專業的中醫學術著作，而非網路保健資料整理成冊的書。全書十一章，緊扣「辨別證候」為核心，不論是專業的醫藥衛生執業人員、或是對於中醫有興趣的民眾，都可以從中習得中醫的相關知識。書中詳細談論醫學源流、陰陽、六病、鍼、灸、藥、方等，更有國內第一部完整點校「《傷寒論》康治本」全條文內容。已病要找醫師，未病則可透過品讀合適的知識媒介來了解養生。不管是對中醫好奇的您、或不了解但想看看中醫是什麼的您、醫學生、臨床工作者，都能在讀完麒方醫師這本雅俗共賞的《中醫養生學》之後，知道中醫怎樣養生。故謹於此將這本好書推薦給大家！

中國醫藥大學中醫學系

羅綸謙 教授兼系主任

謹誌於台中

2022.10.25

專家學者推薦文

劉紹華研究員（中央研究院／國立清華大學合聘教授）

　　儘管源於西方的生物醫學已成為治療疾病的主流，多元化的醫療現象也未曾淡出這個世界。不論是作為輔助、替代或首選方式，世界各地的人們仍常藉由不同的身體、病因與治療觀點，來協助自己克服生老病死苦與痛的難關。擁有悠久傳統的中醫，即使經過現代性的轉化，依然保有其對日常生活的意涵。也就是說，中醫既是一種醫療知識及實作系統，也是在此文化系統中之人的生活方式，不只是關於醫治疾病，更是關於如何生活、面對身體不適與緩解不適的認識論，簡言之，就是「養生」之道。

賴允亮醫師（馬偕醫學院教授、前董事長）

　　中醫是《醫師法》規範的（中醫、西醫、牙醫）醫師之一，也是國人經常會使用的一門學問，在癌症輔助、疫病治療、坐月顧身、孕產調養、生長發育都有多元化的治療與處方！麒方醫師學養豐富、德術兼備，畢業於建國中學、獲得校友榮譽獎章，在中國醫藥大學中醫學系取得學、碩、博士學位，並於國外研修。麒方他曾在馬偕紀念醫院擔任中醫執登衛生局負責醫師、開科總醫師、中醫部主治醫師，也在腫瘤病房專職工作、擔任IRB委員。這次撰寫的中醫養生專書，內容廣博、考證詳實，更是國家考試中醫師執照廿一個學科中少數完備的專門參考著作，並可應用於日常生活保健。事實上，不論是主流西醫或中醫，皆是為了緩解病人痛苦發展而出，以增加其生活品質。美國已提出「整合醫學」的觀念，以全人照護出發點，在具有安全及有效的基礎上，將主流醫學與輔助替代療法合併使用，以補足醫學的不足，提高病患生活品質。醫者應用專業訓練和客觀證據，來協助民眾選擇判斷，為要多幫助更多人。在此推薦《中醫養生學》。

成宮周醫師（京都大學特任教授）

　　陳先生於大疫期間推出《中醫養生學》，實為漢方醫學領域傑作，本人極力推薦！

目錄

第一章　中醫養生緒論

亞里斯多德（Aristoteles, B.C.384～322）：「人是具有理性推理能力的物種。」

一、概說

自然科學（**Natural Science**）是透過**觀測**（**Observation**）、**推理**（**Reasoning**），包含用來決定「前提」的溯因、逆推（abductive reasoning）；用來決定「規則」的歸納（inductive reasoning）；用來決定「結論」的演繹（deductive reasoning），大概區分成這三種方式和**實驗**（**Experiment**），來研究大自然中的事物與現象的學門。自然科學的分類，其實就是看觀察者對哪一個規模的問題有興趣：物理（Physics）是規模比較小的，化學（Chemistry）比較巨觀，生物（Biology）又更加廣闊些。針對不同規模的問題，處理的手法有所不同[1]，最終的鑑定標準，

---

[1] 依愛因斯坦、英費爾德合著《物理之演進》（*The Evolution of Physics*, 1938）、瑪麗亞居里（居里夫人）遺作《放射性》（*Radioactivity*, 1935）、法拉第講座文稿《蠟燭之化學史》（*The Chemical History of a Candle*, 1848）等書，物理、化學是「構思能描述大自然物質現象的數學模型」之學問，將物質現象給予數學模型，用來預測會發生的事情。基於人類五感能夠觀測到的種種現象，試著歸納出一個「規則」，這個規則是發明出來方便分析、解釋問題，並不是有了規則才能處理問題。比方說：光為什麼會反射？可能會有人說，因為光的某某模型和電磁學特定作用所以反射，但是，這個模型、理論，僅為我們所想像的規則，它並不能闡明為什麼光會反射。光會反射，可以說是一種自然現象（用

就是觀測。

　　研究「人」這種生物的學問是「**醫學（Medicine）**」，主要鎖定在預防、診斷、治療各種疾病；西洋醫學和東洋醫學因為切入觀測的角度不同，所以有相異的闡釋模型與診療方式。自古以來，人類對身體裏頭能確知的部分有限，因此不論在東方或西方，一直都有在眞正的疾病產生之前，使用各類維持人體康健平安的方式，這種「**養護人的生命**」，一般通稱為**養生（Health Promotion in Medicine）**。

　　養生，這樣一門保養身體、持護生命的技藝，先秦時期老子以「**攝生**」稱之。養生、治病，維繫人健康；人的健康，則是人類之所以能夠繁衍的基礎，在1948年，世界衛生組織（World Health Organization, WHO）將健康定義為：「健康是身體、心理和社會的完全安適狀態，不僅是沒有疾病或殘障發生而已。」WHO將維護健康的方法，區分為現代醫學（即所謂的西洋醫學，俗稱西醫）與傳統醫學，傳統醫學主要包含三種體系：「中醫學（Traditional Chinese Medicine, TCM）」、「生命吠陀（Ayurvedic Medicine）」及「優那尼醫學（Unani Medicine）」。這三種體系，分別主要分布在——東亞漢字文化圈、南亞次大陸、兩河流域與阿拉伯世界。

　　傳統醫學三大體系中最廣泛使用者，是目前通行於東亞漢字文化圈所

眞理、或神所創造的律法來稱之亦可），我們其實不大能問為什麼一個自然現象（眞理）會發生，我們能問的是，有沒有某個理論跟預測來分析此現象？就像是在今天想要做飛機的機體設計，需要學習流體力學、了解方程式，但是飛機能夠飛起來並非因為有流體力學的學問，而是我們關心流體、觀測許多現象，發現了某些規律準則，使之飛翔。人體身體狀態的偏陰、偏陽（整體體質在發病當下是往寒性或熱性趨勢發展），也是一種藉由觀測所推理出來的規則。一個規則會被發表，是因為它經過眾多觀測得來，我們沒辦法得到一個保證正確的模型，我們能保持的是「可以接受錯誤」之精神。科學是一種態度而非某特定學門知識，科學的重點不純然在於提出模型是否正確，而是對「怎樣告訴大家此模型是合理的、有再現性」之闡釋。

使用的（中）醫學，其有完整醫療保險體系〔如：中華民國全民健康保險（National Health Insurance, NHI）〕及醫學教育（如：台灣的中醫學系、學士後中醫學系；韓國的韓醫學系、學士後韓醫學系）。

　　以漢字文化圈關於醫的認知，在西洋醫學東來之前，「Medicine」一直都是以「醫藥方術」、「醫」為名。遣唐使將漢帝國時期依《傷寒論》為主體的醫藥方術知識帶往日本，東瀛開始出現漢方醫（原有本邦和醫，關於和漢醫、蘭醫、洋醫、皇漢醫學、漢方醫學以及國醫等演變源流，陳淼和、皮國立、眞柳誠教授等都有詳細考察的論文與專書[2]），江戶時期開始興起不同流派，和制漢語醫學譯詞也一路影響東亞各國迄今，比如說神經（神氣之經絡）、過敏（過覺敦敏）、動脈等。在日本京都留學後學成歸國的台灣首位醫學博士杜聰明，1946年更曾打算在台大醫院籌設漢藥治療科[3]，使用漢藥與西藥，共同治療疾病。

　　韓國於1986年4月9日以後，將諺文拼音한의학的對應漢字，由漢醫學改為諺文同音的韓醫學。此即台北市中醫師公會1972年3月17日，與韓國首都漢醫公會締約備忘錄，上面韓方代表落款作「漢城特別市漢醫師會」之緣由，可參見下頁圖1.1。同樣以拼音系統取代方塊字的越南東醫、喃醫[4]檔案裏，則是以清國時期的醫學著作，作為診治核心主軸。

---

[2]　可參閱眞柳誠：《黃帝醫籍研究》（東京：汲古書院，2014）、陳淼和：《醫界之鐵椎譯註附醫論》（台北：集夢坊，2016）、皮國立：《國族、國醫與病人》（台北：五南出版，2016，修訂版2022）等書。

[3]　可參閱衛生福利部國家中醫藥研究所：《台灣中醫藥發展歷程及重要事件》表格檔案。

[4]　亞洲收藏最多越南文物檔案者，為新北市許燦煌文庫負責人許燦煌先生，有豐富資料，可至其文庫調閱、訪視各種越南古今文獻。

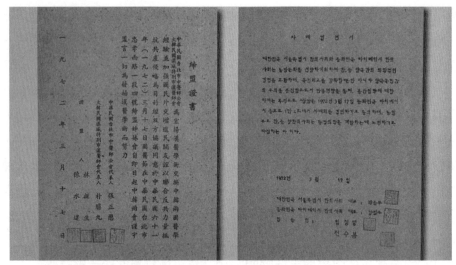

圖1.1　台北市中醫師公會與漢城漢醫師會締盟證書。著者攝於台北市中醫師公會。

二、中醫養生

　　東亞漢字文化圈是以「醫藥方術」的定名在談醫學，到了西方傳教士醫學與東方交流的時期開始，當時人們把醫治疾病、養護生命的理論與方法，以中國醫學名義記錄下來。中醫一詞首次廣見於西方世界，應該是在1682（康熙廿一年）出版之*Specimen Medicinae Sinicae*[5]。Sinicae為拉丁文，意近Chinese；中央研究院外文名作Academia Sinica，Sinica則為地理名詞China。該書是從傳教士譯作*Clavis medica ad Chinarum doctrinam de pulsibus*基礎上增補的中醫圖文論著。民初國民政府強調中國醫學、國粹、國藥、國醫，後來海峽兩岸政府當局皆採取「中醫學」指涉漢字文化圈歷來使用的基礎理論、藥品、鍼灸等醫藥方術內涵。

　　中醫學重要原典論文集為今本《黃帝內經》，包含《靈樞》與《素

---

[5]　該書編譯者尚有爭論，書影可在網路搜尋之。

問》兩部書，各有八十一篇。《靈樞》以論述人體結構、診療原則、鍼灸孔穴、病理狀態為主軸；《素問》用對話形式記錄各類規範、政治倫理、臟腑生理模型、五運六氣假說。《素問・上古天眞論》記載：「知『道』者——法於陰陽、和於數術、食飲有節、起居有常、不妄作勞，故能形與神俱，而盡終其天年，度百歲乃去。」此處「道」，一般是指養生之道。

　　健康長壽的關鍵，一是在能否懂得養生之道，二是把養生原則運用到日常生活中。生活作息規律有度，是核心原則，歷代各家學術流派也有道家養生、儒家養生、佛家養生、武家養生的細部補充，從不同角度闡述養生理論和方法，擴充醫家養生內涵包括：順應自然、陰陽平衡、形神合一、經脈通暢、寡欲保精、飲食調節、動靜適宜等。如：形神合一強調身體、心理都要平衡，不能只有鍛鍊身形或是只修心不健身；經脈通暢強調正常睡眠、骨正筋柔、氣血自流；飲食調節強調喝水與不同年齡性別者的食禁品項；動靜適宜動功有太極拳、八段錦、五禽戲、導引等，靜功有放鬆、站樁、呼吸調息等。常民生活歲時節令養生原則（如《素問・四氣調神大論》記載之「春夏養陽、秋冬養陰」等）則是順應四時發展而出的模式。大約在廿世紀下旬，西方各國逐漸重視**健康促進**（Health Promotion）[6]的實踐，這種促使人提升與改善健康狀態的過程，與東方的**養生**類同，都是在幫助人改變其生活習慣，以達到理想健康狀態的一門哲學、科學與藝術。

　　中醫是源自於民間的醫學，道理簡樸[7]。比如，民間有「冬吃蘿蔔夏

6　瑞士籍醫史學專家西格里斯教授（Prof. Henry E. Sigerist, 1891～1957；擔任過目前全球規模最大的科學史學術專業社群「科學史學會（History of Science Society）」第13屆理事長，胡適先生曾校譯其著作《人與醫學》（*Man and Medicine*, 1935）並改版，對當代公共衛生概念「健康促進」建立有著深遠的影響，其著作集《醫學史》（*A History of Medicine*, 1951）談及東方的健康促進（養生學）注重飲食、衣著、環境、日常活動等面向，不僅是單純涉及於疾病的治療。

7　醫道樸質，但相關應用技術是艱深晦澀的記載，特別是宋以後讀書人奉行的不

嚏薑」之說，這是因為本應由內行於陰之氣推動胃腸中食物，或因誤汗、誤下，使氣道受損而滯，滯後生熱，所以略為通氣，稍微推動便會令人感到舒適。通氣之氣味需辛竄，常見氣味辛竄又能涼潤的食材，以蘿蔔最常見，冬天亦是其產季，故為首選。是故「冬吃蘿蔔夏嚏薑」並非冬天只能食蘿蔔、不能食薑，而是指當胃腸氣滯產生煩熱時，蘿蔔有薑所不能達的好處。蘿蔔為十字花科（*Brassicaceae*）植物，其辛辣嗆味來源是芥子油，與蔥、薑、蒜、辣椒的辣不同。常見之十字花科且富含芥子油的植物還有芥菜，芥菜產於長江以南（亦是低溫收成），因此台灣傳統眷村人士常說的「南方過年吃芥菜，北方過年吃蘿蔔」，也是同樣意思。低溫下蘿蔔很耐放，醃製後亦能保有特殊氣味，芥菜則不然，採收後不論曬乾或醃製，都會轉成酸味，變成酸菜、福菜、梅乾菜。前述芥菜指大芥菜，台灣市場品多，春二季常有另一種小芥菜，嗆味較少，葉嫩、不能久漬，除了直接炒食，尚能醃漬一晚做成雪裏葒。

　　中醫常用薑分為三種：生薑、乾薑、炮薑。一年薑是春種冬收（食譜上寫生薑），到隔年八月收的是二年薑（食譜上寫老薑），二年薑或是一年薑都可作為生薑使用。由於二年薑比一年薑略縮，所以一般市場商販會將二年薑叫做乾薑，此與中藥乾薑不同。中藥乾薑是指乾燥生薑，有一定的乾燥法：

梁・陶弘景《名醫副品》（載於《神農本草經集注》）：「凡作乾薑法：水淹三日，去皮，置流水中六日（餘），更亂去皮，曬乾置瓷缸中釀三日乃成……。」

　　薑需先泡水三日，然後去皮再放在流水中近一週的時間，再刮去一

為良相、願為良醫風尚，學醫者亦會去科考證明自己能文、通醫，有功名之儒醫社會地位高、亦有豐厚收入，相形之下武醫、軍醫、僧醫、道醫等類，就真的是一般接地氣的醫者了。

層皮、曬乾，再置放甕中悶漬。此目的為讓新鮮薑裏辛辣成分「薑辣素（Gingerol）」〔其中最主要的成分是薑酚，也有少量薑（油）酮。薑辣素在酸性、或攝氏80到100度的環境下會轉化成「薑烯酚」〕在酸性環境條件下微發酵，再去皮、流水（去掉水溶性成分）。上述步驟可確定古代薑藥用成分，是為薑辣素及其衍生物。薑酚及薑酮皆不溶於水，置於流水中數日，薑塊外層有效成分耗損較大，故刮去一層，再透過曝曬乾燥，會讓薑辣素轉化成薑烯酚。現代乾薑炮製若失當，則可能出現俗稱藥力不夠精純之狀況。

　　當年菜吃得油膩時，多數人會泡茶飲用。在古代茶葉是重要物資，茶與鹽一樣珍貴，因為不是每個地區都產茶、鹽，故各地均有茶替代品。飲用茶葉是到唐代陸羽撰寫《茶經》後，才定型下來成一門學問。茶替代品中，常用到藥材黃芩（*Scutellaria baicalensis*），黃芩之根、莖、葉皆可製茶，至藥房購買黃芩，每次取三片或四片放在杯內用滾水沖泡，悶約十分鐘即可飲用替代茶葉。

　　自從宋帝國時期開始有「產後坐月」之舉動。產後的調養，吃富含蛋白質或水稀之食品，均對發奶有幫助，故臨床營養師有云：「送雞精不如喝豆漿[8]。」在先人物力維艱年代，將全雞悶半天以上製成一碗雞精是相當奢侈費工的事情，倘若僅是為了吃全雞營養，慢燉熬湯即可，費柴、耗力滴許多雞精目的為何？這是為了滴出碳鏈短的脂肪酸油。產後坐月子時吃雞精，因產後的前六個月母乳主營養成分是中鍊脂肪酸油（MCT），

8　另外，關於更年期婦女是否喝豆漿？以醫學上來看，黃豆所含的大豆異黃酮並非雌激素，只是結構類似。研究認知大豆異黃酮會雙向調節女性賀爾蒙，與某些防止乳癌復發的藥品作用類似。從天然豆類食物中攝取到的異黃酮很安全，但補充劑則不建議（「食物」與精製後的「食品」是不一樣的，兩者不能等同類比。萃取液有純化後的物質，但人體需要的不只是某一種純化物，而是自然界中各種食物所含有的成分）。最重要的是豆漿製作需確實，用明火煮透，而非將整個豆子都打進豆漿內。不明原因體內雌激素過高，常出現類如宋以後醫藥典籍所云肝家病、厥病。

親餵之母親若飲食不夠油，母乳營養會失衡、或母體會過度耗損，嬰兒出生後腦部、眼睛視力、聽力及各種感知的發育，如情緒穩定，都要脂肪酸，故母乳需富含油脂（經冷凍可分離出一層黃油）。一般市售雞精清澈，或已失去雞精本質；此外，膽固醇已不再是營養攝取之禁忌。未能深入了解傳統、或無與時俱進更新知識，不全然正確。

養生來自於日常生活習慣，生病需就醫，不少民眾將養生與治病混淆在一起。中醫診療「生了病的人」、西醫處理「人所生的病」，鎖定標的不同，因此臨床模式不大一樣。平時民眾應該不會買一堆泡錠或是藥膏來「養生」、「預防」感冒，感冒時應該就醫「治病」，而且不會只叫醫師開伏冒錠給自己。不管是2022年市場上瘋搶的清冠N號或類似處方，都是「確診」後醫師的用藥之一，同一病毒到不同人體內反應會迥異，感冒也會有寒、熱趨勢之別（因此有時候可吃涼性的喉糖、枇杷膏，有時候反而得喝溫熱的薑湯。這些日常輔助品一樣分寒熱。就是因為要區別，因此就醫比較穩妥），網路流傳常喝清冠或某些飲品可提升抵抗力，以學理來說不能輕易嘗試，若偏性太過，飲後腹瀉反而氣更虛，自身免疫變差，病毒更容易找上門來。衛生福利部也已公告（衛中字1111860617號函），清冠一號品項是治療用藥之一，無預防作用。疫毒不可怕，過度恐懼反而糟糕，不慌、不搶、不群聚，比如若確診，衛福部有推動可透過通訊遠距醫療（Telemedicine），請醫師協助判斷適合用什麼藥，簡單、方便、穩妥。根據生病後的疾病趨勢，擬定最適合處方，遠比搶購特定藥品實際。至於未病先防，則可透過養生手段、公衛方式、防疫處方等方式進行。

三、小結

研究人的學問是「醫學（Medicine）」，主要鎖定在預防、診斷、治療各種疾病；西洋醫學和東洋醫學因為切入觀測的角度不同，所以有相異的闡釋模型與診療方式。從古至今有各式各樣防治疾病、維持人體健康平安的方式，這種「養護人的生命」即「養生（Health Promotion in

Medicine）」。健康長壽的關鍵，在於能否懂得養生之道，而且把養生原則運用到日常生活。生活作息規律有度，是基礎核心通則，歷代各家學術流派也有道家養生、儒家養生、佛家養生、武家養生的細部補充，使達成理想健康狀態的方式與心法增多，增廣養生內涵與應用。

第二章　節氣時令

一、廿四節氣

　　檢索網路搜尋引擎以及學術資料庫中，最常見到的養生書籍、文章，多半是以介紹各種一年四季各個節氣歲事的飲食宜忌、運動原則、穴位按摩，然後會有各種病症的介紹與日常保健資訊。

　　通行養生論述最常談的是廿四節氣，廿四種時節和氣候，是東亞漢字文化圈用來指導農事之曆法。傳統夏曆（農曆）是一種「陰陽合曆」，同時根據日、月運行制定，「陰」是以朔望月為基準確定、「陽」是以地球自冬至起繞太陽公轉一圈為基準確定歲時，每回歸年約365.24日，廿四節氣據此而劃分，東、西方都有二分二至的論述。其中：春分是於黃經（太陽經度或天球經度）0°春分點；夏至是在太陽到達黃經90°時（太陽幾乎直射北迴歸線，北半球白晝最長）；秋分是於黃經180°秋分點；冬至是在太陽到達黃經270°時（太陽幾乎直射南迴歸線，北半球白晝最短）。

　　一年劃分廿四節氣，與現代曆法將一日劃分為廿四小時，兩者數字同為「24」[1]。古代利用土圭實測日晷，將每年日影最長訂為「日至」（又稱日長至，即太極圖中四象的太陰、長至、冬至），日影最短為「日短至」（又稱短至、夏至）。在春、秋二季各有一日的晝夜時間長短差不多相等，訂為「春分」和「秋分」，人類各民族多有此四時。在商朝時只有四個節氣（四象），到了周朝時發展到了八個（八卦）。秦、漢年間，廿

---

[1] 2016年，聯合國教科文組織（United Nations Educational, Scientific and Cultural Organization, UNESCO）將「廿四節氣——藉由觀察太陽週年運動而形成的時間知識體系及其實踐」列入人類非物質文化遺產代表作名錄。

四節氣確立，漢初的《太初曆》[2]，將廿四節氣訂於曆法。

古代記錄曆法的文獻叫《律曆志》。先講音律、後談曆法。古人認為「數」是從音律中生，宇宙間數的確定，由律來決定，這很像數學畢氏定理畢達哥拉斯的理論。曆法是由數構造、數又產生此律，所以律、曆相通。曆法的目標，是把所有自然現象的週期性節律調和起來。所以曆法就是調和節律和週期，東亞古曆是發現各種週期、訂定各種常數，再找一個最小公倍數，並把自然的、人體的、社會的節律融為一體，形成農民曆與各種萬年曆。

廿四節氣出現在農民曆上，與太陽有密切的關係，跟月亮、陰曆無關[3]。節，是段落之意；氣，指氣象物候。節與氣，是根據地球在公轉軌

2　目前所知《太初曆》是中國歷史上現存第一部完整統一、而且有明確文字記載的曆法，在天文學發展歷史上具有劃時代意義。漢武帝太初元年（西元前104年），由鄧平、唐都及司馬遷等人根據對天象實測和長期天文記錄所制訂。漢成帝末年，由劉歆重新編訂，改稱《三統曆》。從漢武帝太初元年夏五月至後漢章帝元和二年二月（西元85年），《太初曆》總共實行了188年。

3　曆法就是編算天文年曆，東亞古代曆法包括日、月、五星的運動和位置的計算，昏、旦、時刻測定、日與月食預報等。古代曆法改革，直接原因之一就是日食等天象的預推出現差誤。殷商時代甲骨刻辭就有某些星宿名稱和日食、月食記載。《易》、《書》、《詩經》、《春秋》、《國語》、《左傳》、《呂氏春秋》、《爾雅》、《淮南子》等書，也有詳略不同的星宿記載和天象敘述。《史記·天官書》、《漢書·天文志》是天文學專門篇章。古代各種曆法的理想曆元（一個計算起點），多以冬至為一歲之始、朔旦為一月之始、夜半為一日之始。理想的曆元是一年冬至的年、月、日、時都適逢甲子（夜半朔旦），從曆元開始，年、月、日、時都按六十甲子表順推，周而復始。上古某甲子年十一月（甲子月）甲子日的夜半，正好是朔日和冬至日，且是月過近地點（即月行速度最快的點）的時刻，這種理想時刻通常離開曆法行用的年分都十分遙遠，以這種計算起點的上古曆元稱為上元。上元節（元宵節）就是此一古老傳統所遺留下來的節日，紀念此一上古冬至朔日（無月光的夜晚）行走時要手提燈籠照明。文人雅士則書謎語於燈籠上「猜謎」以解悶。古代度量衡並沒有應用到氣象觀測上，或者很少應用到氣象學上，因而阻礙了氣象學之發

跡（黃道面）位置來劃分，代表地球環繞太陽的所在位置，及其呈現出來的自然現象。地球繞日一圈轉動360度，將360度分為24單位，每單位是15°，以15°當一節氣，每個節氣約略有15天，這就構成廿四個節氣。每個節氣都有專名，包含有氣候變化、物候特點和農作物生長情況。「廿四節氣的名稱」首見於劉安（B.C.179～122）《淮南子・天文訓》。廿四節氣每一個分別相應於太陽在黃道上每運動15°所到達之位置，廿四節氣又分為十二個節氣和十二個中氣，逐一相間。廿四節氣跟著陽曆走，上半年的節氣在6日、中氣在21日，下半年的節氣在8日、中氣在23日，前後約有一到二日以內的數字差。十二個節氣也是干支紀月中的每個月支起始之日，如立春為寅月（農曆正月）之始、驚蟄為卯月（農曆二月）之始。

　　廿四節氣為立春、雨水、驚蟄、春分、清明、穀雨、立夏、小滿、芒種、夏至、小暑、大暑、立秋、處暑、白露、秋分、寒露、霜降、立冬、小雪、大雪、冬至、小寒、大寒。依次順數，逢單的為節氣，簡稱為節；逢雙的為中氣，簡稱為氣，合起來就叫節氣。立春、春分、立夏、夏至、立秋、秋分、立冬、冬至，稱為八位，是區分公轉運動對於地球影響的八個關鍵節點；雨水、驚蟄、清明、穀雨、小滿、芒種、小暑、大暑、處暑、白露、寒露、霜降、小雪、大雪、小寒、大寒等十六者則是四季中更細微的氣候變化。由於節氣代表地球圍繞太陽運動的過程，是每年季節變更的標誌，因此對農業生產相當重要，也產生相關的民諺廿四節氣歌：「春雨驚春清穀天，夏滿芒夏暑相連，秋處露秋寒霜降，冬雪雪冬寒又

展。明末清初，傳教士曾帶來不少西方的科技學識和大氣理論，尤其南懷仁等人曾將西方的驗冷熱器（溫度計）和驗燥濕器（濕度計）介紹到中國，但未把氣壓計（晴雨表）引進。清・康熙時代（十七世紀），義大利托里切利認識到氣壓的意義、托里切利真空，義大利人阿爾伯第壓板風速儀，英國人虎克仿製前人發明壓板風速儀、濕度計、溫度計，均未傳到中國，即因羅馬教皇禁止傳教士尊孔崇儒，康熙不接受，雍正時又發生傳教士介入王室內爭，雍正乃採禁教措施，後來西學傳輸工作中斷近200年，從此氣象學術便遠遠落後於西方之後。

寒。」

依交通部中央氣象局、衛生福利部中醫藥司公告，詞目「節氣（tsueh-khuì）」根據地球在公轉軌道上運行的位置，每15°為單位命名，整理如下表2.1。

表2.1　廿四節氣

立春	約當陽曆二月四日或五日。這一天是春季開始，大地回春。
雨水	約當陽曆二月十九日或廿日。從這一天開始，氣溫開始回暖，空氣中濕度也提高，下雨機率也就大幅增加，春雨漸瀝瀝開始落。
驚蟄	約當陽曆三月五日或六日。此時乃春雷響，驚動冬眠動物之際。
春分	約當陽曆三月廿一日或廿二日。這一天南北半球的晝夜長短平均，春天過半，日頭對歸線。
清明*	約當陽曆四月四日或五日。多數民眾通常在這一天（清明節為廿四節氣唯一國定傳統民俗節日）掃墓，雨淋墓頭紙、日曝穀雨天。
穀雨	約當陽曆四月廿日或廿一日。此時約進入梅雨季，農事上需要雨水，雨水厚，稻子出粒頭。
立夏	約當陽曆五月六日或七日。這一天是夏季開始。
小滿	約當陽曆五月廿一日或廿二日。北方一期農作漸趨成熟，南方則為梅雨季。
芒種	約當陽曆六月六日或六月七日。此時穀物會開出芒花，故稱「芒種」，芒尾垂、穀粒薑。
夏至	約當陽曆六月廿一日或廿二日。這天白晝最長、夜最短，也是最熱時期開始。
小暑	約當陽曆七月七日或七月八日。台灣廿四節氣此時最熱。
大暑	約當陽曆七月廿三日或廿四日。
立秋	約當陽曆八月七日、八日或九日。這一天是秋季開始。
處暑	約當陽曆八月廿三或廿四日。時序上已入秋，但天氣仍十分炎熱，仍屬颱風季。
白露	約當陽曆九月八日前後。

秋分	約當陽曆九月廿二日、廿三日或廿四日。這一天南北半球的晝夜長短平均，秋天去一半，日暝又對半。
寒露	約當陽曆十月八日或九日。時序上進入深秋，台灣氣候仍然炎熱，水稻則進入黃熟期。
霜降	約當陽曆十月廿三日或廿四日。
立冬	約當陽曆十一月七日或八日。這一天是冬季開始，民間常有進補的習慣。
小雪	約當陽曆十一月廿二日或廿三日。北方、高山處開始下微量的雪，南方收割水稻或進入下期農作。
大雪	約當陽曆十二月七日或八日。為天氣嚴寒之時，在北方寒冷處大雪紛飛。
冬至	約當陽曆十二月廿二日或廿三日。這天白晝最短、夜最長，民俗上這天會搓湯圓，並祭祀祖先和神明，這暝尚長，搓圓仔填腹腸。
小寒	約當陽曆一月五日或六日。南方雜糧作物收割時期。
大寒	約當陽曆一月廿或廿一日。通常是全年最冷的日子。

＊註：1975 年 4 月 5 日蔣中正清明節逝世後，政府將清明節定位民俗掃墓節國定假日。此與日本將 1948 年 7 月 20 日訂立的國定假日秋分之日一樣，都是因應政治因素而生。

　　廿四節氣初始是黃河流域的農業社群生活模式，掌握氣候變化的總成，它表示地球在公轉軌道上運行時，進達的位置。一般而言，春回大地（「立春」）以後，雨水逐漸增多（「雨水」），氣溫回升，土地解凍，蟄伏在地下的冬眠生物出土活動（「驚蟄」），「春分」以後，太陽直射位置從赤道逐漸往北推移，白晝時間愈來愈長，氣候由冬冷轉溫暖，草木開始繁榮，冬季蕭條景象已消失，極目遠眺，自然景象「清明」，漸次降雨更增，進入適宜穀物生長的雨後百穀時節（「穀雨」）。入夏，自然界植物和農作物欣欣向榮，繁茂生成，麥粒灌滿漿，但尚未成熟，為「小滿」，再半月穀物黃熟開出芒花（「芒種」），「夏至」以後還得播種晚穀、玉米，這時候夏收夏種，天氣漸熱，先「小暑」再「大暑」，隨後溫度才開始降低，暑氣漸消。「立秋」來到，進入「處暑」（處為躲藏、終

止之意），夏熱消退、秋意漸濃，氣溫降低後，地面木、葉等物凝「白露」，隨著氣候變冷為「寒露」，繼而凝成霜，「霜降」後低溫會危害秋收作物。「立冬」後降雪始見，初見「小雪」後是「大雪」，此時地面已積雪「冬至」，再往後冬景更濃，「小寒」、「大寒」接踵而至，通常是全年最冷的時候。

廿四節氣的意義與季節、溫度、降水及物候密切連繫著。立春、立夏、立秋、立冬，分別表示春、夏、秋、冬四季的開始。春分、秋分、夏至、冬至則是季節變更的轉折點。春分和秋分，恰好是晝夜平分的節氣，而夏至和冬至各表示炎夏和寒冬來臨。小暑、大暑、處暑、小寒、大寒五個節氣是說明冷熱的程度。白露、寒露、霜降一方面表示低層大氣中水氣的凝結現象，一方面也說明溫度下降的程度。節氣中有關降水的是雨水、穀雨、小雪、大雪，而驚蟄、清明、小滿與芒種則代表物候特徵。台灣的廿四節氣規律，最熱的時間點是小暑，整體氣候變化則比傳統廿四節氣稍晚些。

二、四時四季

律曆[4]相生跟「氣」有關，曆法廿四節氣，說的就是氣的狀態。順著

---

4 陰曆是按照月相來定義，以月亮繞地球一周為一個月，然後把12個月（閏年13個）拼在一起叫一年，因為是月的意義，所以有每月十五日月亮圓。陰曆的年就沒有意義，只是月的集合。陽曆是按照季節來定義，以地球繞太陽一周為一年，然後把這一年分成大致相等的12塊，每塊叫做月，陽曆特點是年的意義，所以一年季節變化相同。陽曆的月沒意義，只是年的均分。陰陽曆都各有缺陷，東亞農業社會使用與地球公轉位置對應（每15°一個節氣）的廿四節氣，與陽曆日期能匹配，但與陰曆日期無法對應。東亞舊曆法其實不是完全的陰曆，專業術語是陰陽曆（純正陰曆是每12個月一年，所以若干年後會出現一月在暑天的情況），一旦陰曆日期超出季節一定範圍，就用閏月將之拖後，使之不會偏離太多，曆法規定大月30天，小月29天；大年13個月，小年12個月；單月

節氣安排生活規律，是四時居家養生原則。《黃帝內經靈樞‧本神》云：「……養生也，必順四時而適寒暑……如是則僻邪不至、長生久視。」視是活的意思，「長生久視」，是延長生命、不易衰老、耳聰目明的意思。為何能延長生命？是因為「僻邪不至」，病邪不能侵襲。病邪不能侵襲的關鍵，即在於「順四時而適寒暑」。

《黃帝內經素問‧寶命全形論》云：「人以天地之氣生，四時之法成。」及「人生有形，不離陰陽。」與《素問‧六節藏象論》所說：「天食人以五氣，地食人以五味。」這些段落，都說明人體要依靠天地之氣提供的質能條件而生存，同時還要適應四時陰陽變化規律，才能發育成長，與外界環境保持協調平衡。人類需要曬到太陽、呼吸空氣、攝取飲食，與大自然進行物質交換，從而維持正常的代謝活動能量。

《素問‧陰陽應象大論》謂：「天地者，萬物之上下也……天有四時五行，以生長化收藏，以生寒暑燥濕風。人有五臟化五氣，以生喜怒悲憂恐。」天地萬物之間都是互相影響、作用、依存。天地間有四季（春、夏、秋、冬等四時）變化產生各種不同的氣候，在不同的氣候下，生物有生長、發展、消亡過程，人體臟腑也有不同的變化，產生喜、怒、悲、憂、恐等情志。

四季氣候各有特點，春溫春生，夏熱夏長，秋涼秋收，冬寒冬藏。它們是一個連續變化的過程，沒有生長，就無所謂收藏，也就沒有第二年的再生長。有寒熱溫涼、生長收藏的消長進退變化，才有生命正常發育和成長。《素問‧四氣調神大論》云：「四時陰陽者，萬物之根本。」所謂

大，雙月小（與回曆相同）閏月不計單雙，一律為大月。整除5的年分12月大，整除100的年分12月小，整除200的年分12月大，整除1,000的年分12仍然小，整除5,000的年分12月大。年號除以19餘0、3、6、9、11、14、17的年分，則為大年，且分別閏八、六、四、二、七、五、三等月。這樣經X年後，平均曆年為：$[12X + 7X/19]/X = 12 + 7/19 ≒ 12.36842$個陰曆月，與現今天文學定義12.36827個陰曆月非常接近。節氣是依照太陽節律產生，為了黃河流域農事而生的規範。

「四時陰陽」，係指一年四時寒熱溫涼變化，是由一年中陰陽氣消長所形成，故稱「四時陰陽」。冬至一陽生，由春至夏是陽長陰消的過程，所以有春之溫，夏之熱；夏至一陰生，由秋至冬是陰長陽消的過程，所以有秋之涼，冬之寒。由於四時陰陽消長的變化，故有春生、夏長、秋收、冬藏的生物發展生長規律，因而四時陰陽是萬物的根本（根本，指萬物生、死本源）。

人以「四時之法成」是說人要適應四時陰陽的變化規律，才能發育成長。春、夏、秋、冬四時自然氣候的變化，與人的生命活動也是對立的兩方，人體必須適應四時氣候變化，來維持生命活動；否則，人體生理節律就會受到干擾，抗病能力和適應能力就會降低。即或不因感受外邪而致病，也會導致內臟功能失調而發生病變。

《素問・四氣調神大論》指出：「四時陰陽者，萬物之根本也。所以聖人春夏養陽，秋冬養陰，以從其根，故與萬物沉浮於生長之門。逆其根，則伐其本，壞其真矣。故陰陽四時者，萬物之終始也，死生之本也，逆之則災害生，從之則苛疾不起，是謂得道。」人在養生中，要順從四時陰陽根本，環繞「從陰陽則生、逆之則死」論點，提出養生需平調陰陽、以合四時的理論，即主動調節人體臟腑器官實質與其他流質（氣、血、水）跟外在環境的統一協調，才能確保身體健康。四時陰陽之氣，生長收藏，化育萬物，為萬物之根本。春夏養陽，秋冬養陰，是順應四時陰陽變化的養生之道的關鍵。所謂春夏養陽，即養生養長；秋冬養陰，即養收養藏。春夏兩季，天氣由寒轉暖，由暖轉暑，是人體陽氣生長之時，故應以調養陽氣為主；秋冬兩季，氣候逐漸變涼，是人體陽氣收斂，陰精潛藏於內之時，故應以保養陰精為主。春夏養陽，秋冬養陰，是建立在陰陽互根規律基礎上的養生防病積極方法。

由於四時陰陽消長的變化，有春生、夏長、秋收、冬藏之生物發展生長的規律，因而四時陰陽是萬物根本。人在春天養生氣，在夏天養長氣，在秋天養收氣，在冬天養藏氣，以順應四時陰陽的生長收藏，因而人能與萬物一樣生存於四時陰陽變化中。若違逆四時陰陽，則會削伐人體的生機之本，真氣竭絕。因此，四時陰陽變化，是萬物成長的終始，也是人類死

生根本。違逆之，病災可能發生；順應它，則細小的疾病（亞健康狀態）也不會產生。此即掌握養生之道。《素問·四氣調神大論》養生綱要，整理如下表2.2。

表2.2　四季養生

季節	特點	天地變化	情志要點	養生建議方法	逆之		
春	發陳	天地俱生，萬物以榮	以使志生	夜臥早起，廣步於庭，被髮緩形，生而勿殺，予而勿奪，賞而勿罰	逆之則傷肝，夏為寒變	奉長者少	養生之道
夏	蕃秀	天地氣交，萬物華實	使志無怒	夜臥早起，無厭於日，使華英成秀，使氣得泄，若所愛在外	逆之則傷心，秋為痎瘧，冬至重病	奉收者少	養長之道
秋	容平	天氣以急，地氣以明	使志安寧	早臥早起，與雞俱興，收斂神氣，使秋氣平，無外其志，使肺氣清	逆之則傷肺，冬為飧泄	奉藏者少	養收之道
冬	閉藏	水冰地坼	使志若伏若匿	早臥晚起，必待日光，無擾乎陽，去寒就溫，無泄皮膚，使氣亟奪	逆之則傷腎，春為痿厥	奉生者少	養藏之道

春夏養陽、秋冬養陰，四時陰陽的變化規律，直接影響萬物的榮枯生死，人們如果能順從天氣的變化，就能保全「生氣」，延年益壽，否則就會生病或夭折。春捂秋凍，春季陽氣初生而未盛、陰氣始減而未衰，故春時人體肌表雖應氣候轉暖而開始疏泄，但其抗寒能力相對較差，為防春

寒，氣溫驟降，必須注意保暖，禦寒，有如保護初生的幼芽，使陽氣不致受到傷害，逐漸得以強盛，所以春天要捂。秋天氣候由熱轉寒的時候，此時陰氣初生而未盛、陽氣始減而未衰，人體肌表亦處於疏泄與緻密交替之際，故氣溫開始逐漸降低，人體陽氣亦開始收斂，所以秋天宜凍。因此「春捂」、「秋凍」與「春夏養陽、秋冬養陰」相通。

三、小結

廿四節氣的天地間氣候、物候的變化，有可能會影響人體身體疾病證候[5]的反應，適度調節生活作息，並注意四時變化，都是為了養正氣、以避免邪氣侵擾。慎避虛邪，人體適應氣候變化以保持正常生理活動的能力，有一定限度。在天氣劇變、出現反常氣候之時，更容易感邪發病。因此，人們在因時養護正氣的同時，非常有必要對外邪的審識避忌。只有這樣，兩者相輔相成，才會收到養生成效。《素問·八正神明論》云：「四時者，所以分春秋冬夏之氣所在，以時調之也，八正之虛邪而避之勿犯也。」此處所謂的「八正」，又稱「八紀」，指四季中特別是廿四節氣中的立春、立夏、立秋、立冬、春分、秋分、夏至、冬至八個節氣，它是季節氣候變化的轉折點，天有所變、人有所應，故節氣前後，氣候變化對人的新陳代謝也有一定影響。體弱多病者往往在交節時刻，特別是在四立（立春、立夏、立秋、立冬）這種乾濕冷熱溫差變化大的時間點容易感到不適，或者發病甚至死亡，所以《素問·陰陽應象大論》云：「天有八紀地有五里，故能為萬物之母。」把「八紀」作為天地間萬物得以生長的根本條件之一，足見節氣、四季對人體影響的重要。因而，注意交節變化，慎避虛邪，注意保暖（脖子、膝蓋、腳踝不直接受風）、飲水、少食、多動、寡欲，是四時養生的重要原則。

5　證候（Syndrome），包含兩者：客觀的徵象（Sign）與主觀的症狀（Symptom）。一個生了病的人，身上會表現出各種證候。證候並不是指涉特定單一疾病，同一個證候可能包含數種疾病，證候是一種中醫病理學的觀點。

第三章　養生撮要

一、本於陰陽

在古典《漢書·藝文志》問世時，學術圈興盛偽託神農與黃帝，諸子如陰陽家《神農兵法》、五行家《神農大幽五行》、雜占家《神農教田相土耕種》、經方家《神農黃帝食禁》、神遷家《神農雜子技道》。《神農黃帝食禁》不講用藥，而是講生病或吃藥的飲食禁忌，曰食禁、調食。唐·孫思邈使用此一論述，晚近才由食療的概念取代，民間故事（如《淮南子·脩務訓》）的「神農日遇七十毒」[1]是指食、藥等自然物的偏性，

---

[1] 另一種常在茶葉店看到的「神農日遇七十二毒、得茶而解之」論述，原文僅有：「神農嘗百草之滋味、水泉之甘苦……當此之時，一日而遇七十毒。」國內已有許倬章（《台灣常民文化》）、陳欽銘（《醫經醫史研究論集》）、粘振和（〈析論茶文化課題中的幾個史料詮釋問題〉，《博學》，5卷（2007），頁65到82）考察無得茶而解之。此等問題，與「不知《易》者不足以言太醫」一樣，在明著名道醫孫一奎評論孫思邈《備急千金要方·卷一·習業第一》原文言學醫應理解「《周易》六壬」，並無「不知《易》者不足以言太醫」。孫一奎《醫旨續餘·卷上·不知易者不足以為太醫論》云：「天地間非氣不運，非理不宰，理氣相合而不相離者也。何也？陰陽、氣也，一氣屈伸而為陰陽動靜，理也。理者、太極也，本然之妙也。所以紀綱造化，根柢人物，流行古今，不言之蘊也……術業有專攻，而理無二致也。斯理也，難言也，非獨秉之智不能悟，亦非獨秉之智不能言也。如唐祖師孫思邈者，其洞徹理氣合一之旨者歟，其深於易而精於醫者歟，其具獨秉之智者歟。故曰不知《易》者不足以言太醫；惟會理之精，故立論之確，即通之萬世而無斁也。」對於各種常說的用詞、附會，或是如保健品常舉《黃帝內經》云何，需要查證是否來自某版本的某篇章，才不至於被迷惑。資訊時代，有許多數位化版本典籍可以在網路上免費查閱原書檔案，另外如需現代醫藥衛生資訊，應以官方檔案為主，如：衛

不是當代指涉之毒（Poison），神農嘗百草本身是為了找食物，遇到不適合長期食用、或不適合吃的植物，這種具有過於寒、過於熱特質的品項，都是有毒，因為有偏性，所以有以毒攻毒（寒熱對治）的說法，這是中醫「排毒」的本意，而非用有毒性（可能致命物）去解毒，但是排毒被有意地誇大。致命有毒物也是毒，但這種毒並不是中醫排毒標的。人體循環代謝時不停產生廢物，而需要排泄，前人經方治療思路，是透過汗、吐、下的途徑去實際排出代謝廢物。

　　原始醫學體系中的毒，包括食物中毒、藥毒副作用或誤用，首先使用的是甘草，因為甘草可以緩和百藥藥性作用，甘草解百藥毒；農民曆系統談人體平和，唯須好將養，勿妄服藥，藥勢偏有所助。所謂毒，即是藥勢偏有所助（即藥有偏性），因此說安身之本必資於食、救疾之速必憑於藥。食宜、藥忌換個名字，則叫食療、營養學。

　　證候實證的根本是寒熱偏勢，而不是寒虛熱實，因此寒熱到虛實，是遞迴的概念，即虛實概念包含寒熱。證候虛證並不定義寒熱，如中世紀五臟苦欲補瀉急食某味的食療法，並不定義寒熱。中醫理論以「陰陽」為核心，虛實、寒熱、表裏（疾病病位或是疾病輕重的程度）等綱領並無法當作核心的判斷準則。

　　陰陽有對等、獨立、統一的形容詞（萬事萬物一體兩面）特徵，也有各自蘊含的質能名詞（陰，儲存能量的物質；陽，推動物質的能量）含義。在解剖方面，歸納人體臟腑組織屬性如《靈樞·壽夭剛柔》云：「是故內有陰陽，外亦有陰陽；在內者，五臟為陰，六腑為陽；在外者，筋骨為陰，皮膚為陽。」在生理方面，分析人體的生理機能如《素問·生氣通天論》云：「陰者，藏精而起極也；陽者，衛外而為固也。」在病理方面，闡明病理變化基本規律如《素問·陰陽應象大論》有謂：「陰勝則陽

生福利部全球資訊網（https://www.mohw.gov.tw）及其各司之網頁連結、國家衛生研究院等學術單位的檔案。國外亦有如韓國保健福祉部網頁（https://www.mohw.go.kr）、日本厚生勞働省網頁（https://www.mhlw.go.jp）等。

病，陽勝則陰病；陽勝則熱，陰勝則寒。」或如《素問·調經論》：「陽虛則外寒，陰虛則內熱；陽盛則外熱，陰盛則內寒。」等。

應用於診治方面，對病症屬性歸類的總綱，把陽證與陰證作為鑑別要領如《素問·陰陽應象大論》：「善診（診斷）者，察色按脈，先別陰陽。」並在治療方面，著墨調整陰陽相對平衡的原則如《素問·至眞要大論》：「寒者熱之，熱者寒之……陽病治陰，陰病治陽。」陽生陰長、陽殺陰藏，陽氣生化正常，陰氣才能不斷滋長，以此說明事物生發的一面。殺即收束或消滅，陽氣收束，則陰氣也潛藏，以此說明事物斂藏的一面。陰陽消長，說明陰陽雙方對立的一面，任何一方都對另一方起著制約作用，以維持事物相對總平衡。陰陽轉化在一定的條件下，可以互相轉化，陰可以轉化為陽，陽也可以轉化為陰。

當維持陰平陽秘（陰氣平順，陽氣固守），兩者互相調節而維持相對平衡，是進行正常活動的基本條件。陰陽不平衡，陰陽勝復，會出現陰盛陽衰、陽亢陰虛等狀況，陰勝陽復，陽勝陰復，前人用這個道理解釋一些氣候變化和臨床病理症狀，氣候方面如某年濕氣勝，雨水過多，則來年可能有燥氣的復氣，出現乾旱的氣候，反之亦然（如台灣俚語「乾冬至，濕年兜」），氣候的勝復也會影響人們季節性流行病的狀況。在人體病理方面，邪正相爭過程也會出現勝復的現象，如《傷寒論》厥陰病談陰陽勝復，陰指寒邪，陽指正氣，陰陽勝復表示邪正相爭。厥陰病下痢、四肢厥冷，屬虛寒證：正氣來復時則見身熱，下痢、肢厥俱除；邪勝則體溫下降、肢厥與下痢又再次出現。這種情況的交替出現，即陰陽勝復。而若病理上陰陽失調趨向相對平衡的建立，表示疾病好轉或痊癒，如恢復期熱退而口津充足，食慾漸佳，脈象、腹象和緩，大、小便皆通調等，即為陰陽自和。

二、陰陽自和、陰陽平衡

養生，根據生命發展的規律，採取能夠保養身、心、靈，減少疾病，

增進健康，延年益壽、提升生活品質的手段，所進行的活動。核心操作綱要是陰陽。陰陽理論，為古人對自然界萬事萬物性質及其發展變化規律觀察、歸納的總結，醫學面的陰陽學說則是古代辨證思想方法與經驗結合的產物。即以陰陽的對立與統一、消長與轉化的觀點，說明人與自然界的關係，並概括醫學領域的一系列問題。陰陽自和、陰陽平衡，就是「健康」，健康是人類能夠繁衍的基礎。1948年，世界衛生組織將維護健康的方法，分為現代生物醫學（俗稱西醫）與傳統醫學。傳統（中）醫學之內涵，於治療上可分為外治法（鍼灸、骨傷科手法、外敷熏洗、拔罐刮痧等）以及內治法（由漢方生藥構成的湯液治療、服用濃縮生藥細粒）。外治法屬物理性刺激，以鍼灸為特色，不只中醫，在西醫舉凡家庭醫學科、神經內科、骨科、復健科、兒科、婦產科、眼科、耳鼻喉科、牙科、急診，或是其他與疼痛醫學有相關的次專科等，皆有使用鍼灸[2]。

---

[2] 鍼灸包含了神經、內分泌、循環、免疫系統的作用。在諾貝爾生理醫學獎第一次頒發給中藥（清蒿素治療瘧疾）的2015年，同時是解剖學課本重大改版的一年，當年最重要的生理醫學資訊之一是維吉尼亞大學醫學院（Univ. of Virginia, UVA）研究團隊發現一條直接連接大腦與免疫系統的淋巴管。這條特別的淋巴管，補足過去淋巴系統於中樞神經系統中所缺失的一塊。此項發現的中樞神經淋巴系統，使過去神經免疫學基礎假設重新評估，並可能揭示與免疫障礙相關神經炎、阿茲海默症等退化性神經疾病病因。維吉尼亞大學腦免疫與神經膠細胞中心（UVA Center for Brain Immunology and Glia, UVABIG）Jonathan Kipnis教授認為：「這項發現完全改變我們看待神經與免疫的交互作用。之前一直認為它是深奧而無法研究的東西。」維吉尼亞大學神經科學部（UVA Dept. of Neuro-science）主任Kevin Lee教授對Kipnis實驗室研究發現指出：「中樞神經系統中從來就不曾存在淋巴系統，但很明顯地，這一次非凡的觀察將徹底改變人們看待中樞神經系統與免疫系統之間的關係。……這淋巴管藏得非常好，它沿著一條主要血管一路通到靜脈竇：一個難以造影的地方。它太靠近血管，如果你不知道你在找什麼，你必定會錯過它。」下圖左為傳統淋巴系統圖，右為因應新發現而重新繪製的淋巴系統圖（Credit: University of Virginia Health System，檢索日期2022年3月）。此說與中醫陽明絡腦或有關聯，較近幾年廣傳之新聞如三

外治法的經典記載，源自中醫原典淵藪《黃帝內經》（包含《靈樞》及《素問》兩本書）；內治法主源《傷寒論》。中醫的外治法與內治法兩種療法術式互相補充，不可取代。《黃帝內經》內容主要探討鍼灸療法與人體病生理觀、自然論，其《靈樞》是鍼灸理論與治療之源，而《素問》屬於病生理（Pathophysiology）觀、各式規範的構想暨政治之書。《內

焦、新器官組織學發現，更有醫學實證。

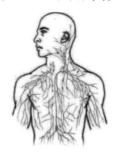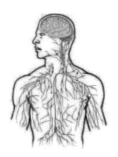

Reference: Louveau, A. et al.: Structural and functional features of central nervous system lymphatic vessels. *Nature* (2015). DOI: 10.1038/nature14432

此發現或可解釋鍼灸機理，當然過往腦內啡理論就需再修正。此系統較新發現之網狀內皮系統、腸系膜等新解剖組織觀，更為符合臨床生理病理人體觀。事實上，中醫以臨床療效為其生命。傳統中醫療效來源被抨擊只有臨床經驗，而無科學地進行臨床對照試驗（傳統中醫療效來源不只有臨床經驗，還包括形而上推理而來的療效，此比臨床經驗更粗糙）。正因人類心理非常容易形成虛假的臨床經驗，將毫無療效、甚至是讓疾病惡化的療法當作具有療效，因此，翻開中醫典籍會發現隨歷史遞嬗，藥品數量愈來愈多，每味藥所治療的疾病也愈來愈多，這正是因傳統中醫依靠臨床經驗，而無進行臨床對照試驗之故。世界首例臨床對照試驗在1747年舉行，隨機對照試驗則是在廿世紀初。今人真正重視臨床試驗，將臨床試驗作為評估治療方法之療效的最高標準之一，則是近廿年來實證醫學（Evidence-Based Medicine, EBM）誕生後的事。醫學史大家波特教授（Prof. Roy Porter）《劍橋插圖醫學史》頁179：「在中國歷史上……大約在西元前700年，醫學實踐已更多地建立在直接的觀察基礎上，在某種程度類似於『科學醫學』（Scientific Medicine，即實證醫學）」。《靈樞》與《傷寒論》的記載，即為鍼灸、湯藥治療的原典記載。

經》、《傷寒論》等醫藥原典文本的特色在於其均有實用性。所記載內容能指導臨床、對醫理闡釋有所助益，和其他挖掘出土後，多半僅能擺放在博物館展示之考古文獻不同。愈原始之資料，未必正確，但愈近代之資料，亦非愈完全，尚需互相比對參照、研究。綜上所述，重點應在觀察平常人的正常態，熟悉其正常態則可鑑別出異常。

西方歐美諸國原先將傳統醫學視為「補充及替代療法（Complementary and Alternative Medicine, CAM）」，2015年初，美國聯邦政府行政部門之衛生暨公眾服務部〔（United States Dept. of Health and Human Services, HHS），台灣與之位階近為「衛生福利部」〕將補充及替代療法CAM更名補充與整合健康CIH（Complementary and Integrative Health, CIH），將「整合」取代「替代」、使用範圍更廣泛的Health（包含medicine、dentistry、pharmacy、nursing等）來取代Medicine[3]一詞。

探討一中醫原典，需要多版本、不同資料中的材料互相比較。除了文本之外，現代許多出土資料、器物、圖像，如馬王堆醫書（1973年出土；湖南省長沙馬王堆漢墓醫書，下葬年代西元前168年）、張家山醫書（1983年出土；湖北省江陵張家山漢墓醫書，下葬年代西元前186年）以及雙包山文物（1993年出土；四川省綿陽雙包山漢墓陪葬品，下葬年代推估為西元前140年）、老官山醫書（2013年出土；四川省成都老官山漢醫書與文物，下葬年代推估為西漢景帝時期），與各式典籍彼此並列研究，使醫者臨床應用操作有圭臬。廿世紀中期馬王堆醫書出土，使「七損八

---

[3] 東亞傳統醫學，目前學界多以「Oriental Medicine」稱之，oriens是拉丁語東之意。四世紀時，君士坦丁將羅馬帝國（使用傳統醫學Unani Medicine）劃分為四行政區，最東為Praetorian prefecture of Oriens，最初oriens是指埃及與地中海東岸，而後涉及地理歐洲以外的阿拉伯、希伯來文明。隨著歐人視角開闊，此詞彙指涉範圍更擴大。十九世紀時，印度和中國成為the Orient的主要指稱，現在則為當代東亞。East是日耳曼民族所使用的詞彙，oriental為拉丁民族使用的詞彙，大和民族使用的本土詞彙「東」，是為ひがし（higasi），漢語借詞的形容詞「東方」，則為とうほう（touhou）。

益」[4]難題得解；張家山醫書、雙包山與老官山經漆木人模型的出土，對鍼灸史的「先經後穴」或「先穴後經」，給出不同觀點與視野。目前較新發現之老官山醫書、荊州胡家草場文書也對於經脈之學提供另一角度的解析。

　時間軸拉長，往前回顧，廿世紀初近代，日本時代前期北部鼠疫、霍亂，是由台北漢醫黃玉階（1850～1918）主導消滅。前者在上個世紀初還是觀察醫學，戰後嬰兒潮開始，西醫才席捲整個醫療市場與醫學內涵。近年來，我國衛生福利部基於國際實證與醫療需求，發展出西醫住院中醫會診、中醫門診延長照護等服務；2019年公告、2022年施行《國際疾病分類標準第十一版》（ICD-11），已納入傳統醫學專章，此皆為例證傳統醫學與現代醫學的合流。系統化宏觀整體診治是中醫優勢，也是（西）醫學由器官專科為主逐漸改以系統醫療的目標，如台大醫院近年來亦推動跨科際的醫院整合醫學科（Hospitalist），專科分科概念漸模糊。當前，全球衛生醫藥生態丕變、消費意識型態高漲，推廣便捷有效的中醫讓更多人使用、了解養生概念，此或為另一思考之方向。

　陰陽平衡的體現之一，可見於養身在動、養心在靜[5]的展現，動者導

4　《素問・陰陽應象大論》云：「能知七損八益，則二者可調；不知用此，則早衰之節也。」看重論述男女生長發育以至衰老的生理過程，並以此與預防早衰相連繫。歷代注家對此解說不一，大概有分如：一、據《素問・上古天真論》所說，女子二七（十四歲）開始月經來潮，以後按月經血盈滿，就來月經，這是正常生理現象，為七可損；男子二八（十六歲）精氣溢瀉，如因房事而泄精，當益精，為八可益（唐・王冰注）。二、七為陽數，八為陰數。損即消，益即長；陽不宜消，陰不宜長，反之則病。故能知七損八益，察其消長之機，則陽氣旺盛不受陰邪侵襲，陰陽可以調和（明・《內經知要》）。三、陽常有餘，故須損；陰常不足，故須益。明白這個道理，就要避免虧損陰精，才可陰陽調和，以防早衰（清・張志聰注）。出土文書則表明，這樣的損益法只是房中術的一支而已。

5　陳立夫（1900～2001）提出之養生之道為：「養身在動，養心在靜，飲食有節，起居有節，物熱始食，水沸始飲，多食果菜，少食肉類，頭部宜冷，足

引行氣，激發體內生命力的捷徑。導引，又稱「道引」，指導氣引動肢體，因此，導引是肢體運動與呼吸吐納相配合的一種健身治病的道教方術。在先秦《呂氏春秋・盡數》中云：「流水不腐，戶樞不蠹，動也。形氣亦然，形不動則精不流，精不流則氣鬱。」《呂氏春秋・達鬱》：「凡人三百六十節，九竅五藏六府。肌膚欲其比也，血脈欲其通也，筋骨欲其固也，心志欲其和也，精氣欲其行也，若此則病無所居而惡無由生矣。病之留、惡之生也，精氣鬱也。」晉・葛洪《抱朴子內篇・別旨》載：「或伸屈、或俯仰、或行卦、或倚立、或踟躕、或徐步、或吟、或息，皆導引也。」這幾乎是把所有的肢體活動都看成了導引。《一切道經音義》寫道：「凡人自摩自捏，伸縮手足，除勞去煩，名為導引。」不過，導引與一般的肢體活動是有區別的，如宋代以後的《引法》提出：「導引之道，務於祥和，仰安徐，屈伸自有節。」即導引之時，首先精神上必須祥和，身體俯仰之時，也要不徐不疾，肢體伸屈時，也必須有節奏和節制，以取得身心陰陽平衡。

　　人體陰陽失衡時，會有不同的證候反應，主要有陽證、陰證兩種方向。陽證，凡屬急性的、強實的、興奮的、功能亢進者、代謝較增高、進行性的、向外（表）的、向上或是偏動者，都屬於陽證，如面色潮紅或通

部宜熱，知足常樂，無求常安。」另外關於動、靜，一般多論述「動功」與「靜功」，動功指外動而內靜，如五禽戲、八段錦、易筋功、太極拳等，主要鍛鍊人體的四肢百骸，使之更加柔韌、具有張力，促使身體強壯健康。「靜功」為調氣、吐納、養心。一般養生鍛鍊方式、方法中，多為動中有靜、靜中有動（動靜結合、剛柔並濟），亦即外動而內靜或外靜而內動的動靜相宜修煉之法。養生功法中，無論是「靜功」，還是「動功」，均強調「調身、調息、調心」。調身，指調節身體運動的姿勢、動作（練形），旨在疏經通絡、氣血充盈暢達，神經系統調節和身體部位調整及改善。調息，指調節呼與吸的方式、方法，在練功時適當調節呼吸的方式、節奏、頻率和深度，從而協調臟腑功能。調心，指調節心理活動及狀態，在練功過程中排除雜念，旨在調節大腦和臟腑器官的組織功能平衡。注意身體的姿勢和動作，集中注意力，形正體鬆氣運自如。

紅、口唇燥裂、煩渴欲飲、語聲壯厲、煩躁多言、呼吸氣粗、身熱喜涼、狂躁不安、大便秘結或臭穢，按腹部（腹診詳見第六章）可能腹痛拒按，小便短赤，脈象屬於浮、數、滑、有力，舌質紅絳、舌苔黃燥（甚或芒刺）等。陰證，凡屬慢性的、虛弱的、抑制的、功能低下者、代謝較衰退、退行性的、向內（裏）的、向下或是偏靜者均屬之，如面色蒼白或暗淡、口淡無味、不煩不渴、語聲低微、靜而少言、呼吸微弱、氣短、飲食減少（但喜熱飲）、身重蹉臥、肢冷倦怠、大便腥躁，按腹部多腹疼喜按，小便清長或短少，脈象屬於沉、遲、無力，舌質淡而胖嫩（陽證或陰證都可能有齒痕出現）、舌苔潤滑等。

生命有生長、發育活力，依照自然規律發展變化的過程，由「生、長、壯、老、死」的自然律走完。自然界中的一切運動變化、會直接或間接地對人體內部環境產生影響，而人體內平衡協調和人體外環境的交互作用，則是人體得以生存的基礎之一。在正常情況下，透過人體內部的調節可使內在環境與外界自然環境為變化相適應，保持正常的生理功能。如果人的活動違反自然變化的規律，或外界自然環境發生反常的劇變，而人體的調節功能又不能適應時，人體內、外環境的相對平衡都會遭到破壞而產生疾病。

《傷寒論》談論陰陽平衡，分為六病：太陽病、陽明病、少陽病、太陰病、少陰病、厥陰病。

太陽病，「太陽之為病」即「之為太陽病」、「太陽病定義」，具「脈浮、頭項強痛而惡寒」證候者，張仲景創新制定此人已經罹患太陽病。在無顯微儀器、人尚未發現致病微生物的時代，醫者張仲景就其所學醫藥方術認真觀察、治療、照護當時疫病患者經驗，經其觀測、分析、綜覈眾多患者罹病過程顯現的症狀、證候變化及服用方藥驗證，依疫歷六病分期與方證對應總成《傷寒論》。人感染病原體，病原體攻擊人體，引發免疫反應，其中有一病期狀態是：脈浮（人動脈搏動處，觸如水浮船不沉）、頭項強痛（頭痛、脖子僵緊，甚至難以轉側、俯仰）、惡寒（病人自覺寒冷、怕冷）。

陽明病，（謂）實也，體質敦實者得疫病，有一些人與病原體產生激

烈互動反應，造成高熱兼便秘、或熱痢，甚至伴有意識障礙等狀態（高熱有二：蒸蒸發熱的潮熱；皮膚乾紅的高熱。陽明病舌面乳突多，證輕者大致由舌尖乳突開始轉脹赤、證重者舌面乳突腫赤、極者轉燥黑厚苔並可能昏迷難痊）。

少陽病，口苦（味覺改變、舌白苔或可能口渴）、咽乾、目眩（兩眼昏黑發花，視覺與身體平衡感的變化），口苦、咽乾、目眩這些都是自覺證候。

太陰病，腹滿而吐、自利、食不下，染疫者，陰病初始，其人無發熱、舌濕潤、舌面顏色淡白或淡紅肉色、乳突少或無，舌側邊多現明顯齒痕，人體退化更嚴重者，舌體縮小或舌面央部凹陷處貯存稀薄唾液、喜吐口水。患者常現腹肚脹滿、嘔吐，甚者有食慾但吃沒幾口就搖頭說吃不下。消化系統的病情比太陽病乾嘔更進一層。

少陰病，脈微細、欲寐，少陰病者脈搏沉微或沉細、白天也容易感覺疲倦想小睡一下的狀態。

厥陰（陰陽氣不相順接，為厥。其人被觸摸手腕、腳踝時，會呈現有溫度差，末梢涼）**病**，消渴、飢而不能食、下利，飢而不能食比太陰病「食不下」更進一層，厥陰病證候大致發現於器官接近衰竭者、或是身心症者。

三、小結

透過陰陽平衡，須把動、睡、食、和原則做好。「動」，合理的運動是促進健康的有效措施，許多人出現健康問題都和平時缺乏運動有關，缺乏運動的情況下身體機能下降，局部循環、血液流通會受到阻礙，如果可以透過合理的運動來促進身體循環，提高身體免疫能力，通常對健康和長壽有幫助。「睡」，人的一生中，有將近三分之一的時間都需要在睡眠中度過，每次睡眠的間隔，醫學實證需控制在十七小時以內，如果總是睡眠不足，有可能在缺乏睡眠的影響下導致健康受損（四季不同時節的理想入

睡模式可見本書第二章）。「食」，是維持身體健康的措施之一，飲食不正確的情況下，身體受到的傷害明顯而直接，特別是對消化系統的損害。「和」，養生的過程中掌握正確的訣竅是關鍵，如果可以保持良好心態，穩定個人情緒，對健康有正面幫助。養生本於陰陽，陰陽自和、陰陽平衡，可促進健康、保身長全。

第四章　東亞醫藥養生發展與流傳：
從漢到唐帝國時期

一、醫藥養生文獻

　　醫藥方術，早先在《漢書·藝文志》是以「生生之具」為名，這一門讓生命生生不息的技術，是由觀測、經驗再進展到實驗、實證。典籍文獻，是醫藥發展的基石；現代醫學科學論文（Research Articles）架構，也是需由文獻（各種經過同儕雙向審查的學術研究、基礎理論、臨床應用等文章為主）查證為開端。中醫文獻的特色，在於其以典籍為出發，在治療上有再現性；典籍記載著書人之經驗、人體實驗，以及重複實證的結果，不僅是單純的經史檔案，更是指導臨床實作的準則之一。

　　世界衛生組織將醫學界定為現代醫學與傳統醫學二種[1]，傳統醫學裏面又以當前存世最悠久之「中醫」為代表。中醫是存在、發展於漢字文

---

[1] 世界衛生組織將醫學分為兩種，一是現代醫學、二是傳統醫學。其中，傳統醫學有三個分支：中醫學（TCM）、印度生命吠陀（Ayurveda）、優那尼醫學（Unani Medicine，融合兩河流域、古埃及、希臘、羅馬與阿拉伯世界知識的草藥醫學）。相關論述可參閱李曉莉、吳蕾、王張：〈阿育吠陀醫學經典述要〉，《中華醫史雜誌》，52卷1期（2022），頁33到40；陳品璇、曾育慧、許中華：〈中醫居家醫療之現況與展望〉，《台灣公共衛生雜誌》，41卷1期（2022），頁16到35。而當今有完整「醫學教育」與「健保體系給付」的傳統醫療為台灣中醫、韓國韓醫。在東亞漢字文化圈，中國大陸、香港、澳門、馬來西亞、新加坡、泰國以「中醫」稱之；在日本稱為「漢方醫」；在韓國稱為「韓醫」；在朝鮮稱為「朝醫」；在台灣稱為「中醫」或「漢醫」；在越南稱為「中醫」，亦有稱為「東醫」者。

化圈，擴及整個當代東亞，並藉由鍼灸（Acupuncture and Moxibustion）影響全球各地區的醫學技藝。中醫典籍源自今本《黃帝內經》與《傷寒論》。從古迄今，與生活、文化相及的有關知識，用「文字」為主要記載方式流傳[2]，這些傳世醫藥養生文獻典籍相當多。「疾病」與「死亡」一直是數千年來人們關注的重要議題，對生、老、病、死的生命狀況長期觀察及診療經驗累積，透過專於醫藥的先人論著於圖書裏，至今發展成一套有系統的臨床醫學。

聯合國教科文組織將圖書定義為不包括封面和封底在內，有49頁以上的印刷品，稱之為圖書。古埃及象形文字莎草紙、古中國甲骨文或碑帖都不算是書。不過，將莎草紙黏接後捲起，形成卷軸；將內容相關的幾片甲骨用繩子串聯起來；將經典刻於碑上的各種石經；將文字書寫在竹片上，再用繩子編串起來的竹簡及併行的木牘等，還有較簡牘為晚（書寫於絲織品上、較昂貴）的帛書[3]，都是早先各時期圖書的形式。隨後，手寫於羊皮紙或宣紙[4]上的手抄本（Codex），依照頁面順序封裝在一起，更方便翻閱而且逐漸取代卷軸，在亞洲、歐洲約千年的中世紀時代，以官府

---

[2] 可參閱許倬雲：《華夏論述》（台北：天下文化，2015）頁9。古代中國有一個以符號視覺作為基礎的文字系統，可以超越語言區隔，作為人與人之間的交流工具，也作為超越時間的資料媒介。

[3] 專門探討刻寫醫藥方術內涵的簡牘帛書，屬於「簡帛研究」的一環，是廿世紀後半葉開始興起的專門學問。

[4] 造紙術在漢帝國後期（約西元25～220年）宦官蔡倫整合前人經驗，將各種植物纖維加水煮爛，均勻攪拌成泥；再置入木篩去除水分，過濾後，紙漿攤在陽光下曬乾，得以生產出表面光滑、質地強韌的紙張。考古發現有證據顯示，紙張、紙製品和造紙術是由古中國為核心傳播到東西方。大約公元四世紀末，造紙術傳入朝鮮半島和越南；七世紀時，朝鮮僧人將造紙術獻與日本；八世紀時，造紙術傳到阿拉伯地區；十世紀時傳入印度，開始出現各類紙質佛教經卷；十二世紀初傳入西班牙、十三世紀傳入義大利、十四世紀傳入法國、德國，最終傳遍歐洲，美洲；經過千餘年的時間，造紙術傳遍世界，羊皮紙仍在歐洲繼續使用，紙質手寫的圖書則逐漸變得更加普遍。

書冊、宗教內容為主的手抄本，如《和劑局方》、《藥典》、《內經》、《心經》、《聖經》等，不但版本種類繁多而且數量龐大。

　　一開始醫藥典籍較不易取得，各典籍間也缺乏系統性的整理，致使典籍的重要性一直未能受到應有的關注。隨著各個時期的典籍整理慢慢開始進行，加上印刷術改良與普及，醫藥典籍逐漸廣泛流傳，特別在尚醫的宋帝國開始，醫藥典籍占古代經、史、子、集的比重愈來愈高。因此醫藥相關典籍相當多[5]，以國立故宮博物院所藏史上最大叢書「文淵閣《四庫全書》」[6]為例，其涵蓋四部裏之「子部『醫家』類」就有97種之多，為單一專門種類次多者（無法明確歸屬之各類「雜家」，包含雜學、雜考、雜說、雜品、雜纂、雜編，有百餘種為最多）占有相當重要的角色。以醫史發展分期，我們可以釐訂、探討傳世醫藥養生文獻書籍的形成以及傳通，進而更進一步了解養生內涵的發展。

---

[5]　歸屬於：子部・醫家類。

[6]　傳世《四庫全書》於1773年（乾隆卅八年）開始編纂，歷時九年成書。共收書籍3,503種、全帙36,381冊，約八億字。整套書收錄自先秦到清帝國前期之眾多古籍，也收入、存目當時西洋傳教士參與撰述的著作，包括數學、天文、機械等，醫藥類則完全是華夏著作（自近現代西洋醫學隨傳教士傳到東亞之後，二種醫學體系的競合便持續發生）。「文淵閣」位於中國北京紫禁城外東南方，建於明洪武年間，初為宮廷藏書處所，明末遭焚毀。1774年（乾隆卅九年）重建文淵閣，歷時二年完工，興建目的是為庋藏《四庫全書》。乾隆興起編輯此浩大文化工程之念，肇因於1772年（乾隆卅七年）安徽學政朱筠奏請校勘《永樂大典》起。乾隆諭令各省徵集、採進圖書，於次年開設「四庫全書修書館」，命內閣大學士纂輯《四庫全書》，首部《全書》繕錄完成於1782年（乾隆四十六年），乾隆命其貯藏於宮廷文淵閣。其後，又相繼繕寫六部，各置放圓明園文源閣、盛京（今瀋陽故宮）文溯閣、承德避暑山莊文津閣，此三閣與文淵閣合稱為「北四閣」；另尚有鎮江金山寺文宗閣、揚州大觀堂文匯閣、杭州西湖聖因寺文瀾閣，此三閣稱為「南三閣」。

二、漢、唐醫學

依通行資料《醫學史略》[7]、《鍼灸醫學史》[8]、《中國醫學通史》[9]等書分述各時期醫史發展，透過檔案研究法（Archival Research）考析後，以第一個民族主體的統一帝國漢（漢醫出現、漢字文化圈形塑者）、游牧民族建構出的唐帝國（影響東邦日本最為巨大；日本為唐制）、宋帝國（最重視醫藥學的時代，皇帝親自編撰醫書、國家設有校正醫書局與藥局暨太醫院等機構）、誕生於民間社團性質的明代（韓國為明制），視為（中）醫史四大重要時間區段。

三、漢：《內經》與《傷寒》雙璧

前漢與西方羅馬帝國同期[10]，當時東、西方都有各自的醫藥學，皆透過自然論認知世界[11]。此時期完備的《黃帝內經》[12]（《漢書》記載的

---

[7] 杜聰明：《中西醫學史略》（台北：中華大典編印會，1966）。

[8] 林昭庚、鄢良：《鍼灸醫學史》（北京：中國中醫藥出版社，1999）。

[9] 李經緯、林昭庚：《中國醫學通史》（北京：人民衛生出版社，2004）。

[10] Edwin G Pulleyblank. "The Roman Empire as Known to Han China." *Journal of the American Oriental Society* 119 (1999): 71-79.

[11] 綜觀東西方醫療體系，可概分成：「實驗設計論」〔經由觀測、訂立假説、設計實驗的原則，是近現代主流醫學（Conventional medicine）採用的方法〕，或「擬人論」（認為疾病發生是超自然力量所造成，如鬼、神祇等，原住民族醫學、巫醫、乩童、咒禁等屬此類）與「自然論」（認為疾病發生是自然環境的外因六氣「風、寒、暑、濕、燥、火」變化，或因人之內因七情「喜、怒、憂、思、悲、恐、驚」失常，或因房勞、蟲獸刀傷等內外因所造成）。大自然天地氣候的變化、情緒改變、飲食習慣等，都會是影響人健康的因素。初始醫學發展時，東西方都使用自然論的認知。而現在西醫處置人所生的病、中醫處置生了病的人，兩者在認知觀稍有不同，因此使用的主要知識載體也不一樣。西醫重視期刊更新、中醫重視典籍研究。一般而言，知識分為兩種，能用口頭表達、印成書冊，屬明言知識（Explicit knowledge）。明言知識可儲存、再

《內經》是否等於今本《黃帝內經》？學界有諸多討論），建構了後世中醫藥的世界觀。《內經》在南北朝時，已因傳抄及戰亂而散佚，其分成《鍼經》及《素問》兩書，分別流傳。託名皇甫謐（215～282）撰著之《黃帝三部鍼經·序》[13]云：「七略、藝文志：《黃帝內經》十八卷。今有《鍼經》九卷、《素問》九卷，二九十八卷、即《內經》也，亦有所亡失。」南北朝時出現了第一本校注《素問》的專書《素問訓解》，作者為全元起（生卒未詳）。全元起校注本《素問訓解》宋初尚存，之後便散佚。今從宋帝國校正醫書局醫官林億（生卒未詳）等所校訂《重廣補注黃帝內經素問》之內文，尚可見全元起編排的卷目、次第暨少量注文。

　　唐初楊上善（589～681）[14]將《素問》、《鍼經》條文，根據內容

製、大量傳通。以中醫而言，典籍記載著千年來醫療知識即屬明言知識。但明言知識往往產自於默會知識、非明言知識（Tacit knowledge），這些知識無法明示，只能練習、意會。難以明言的知識常是種個人化技藝（如走路、游泳、騎腳踏車、整骨治療），涉及特定脈絡，每個人的做法會有差異。

12　前漢侍醫李柱國（生卒未詳）校有：醫經七家，二百一十六卷；經方十家，二百七十四卷。

　　以傳世的文本來看，《內經》屬醫經著作、《傷寒論》為經方著作。大約在新莽劉歆（B.C.50～A.D.23）活躍時期，今本《內經》總結成冊。

13　《晉書·皇甫謐傳》並無提到皇甫謐著《黃帝三部鍼灸甲乙經》。又皇甫謐《帝王世紀》：「有熊氏命雷公、岐伯論經脈，旁通問難八十一為《難經》，教制九鍼，著《內外術經》十八卷。岐伯，黃帝臣也。帝使岐伯嘗味草木，典主醫病經方，《本草》、《素問》之書咸出焉。」其出於《太平御覽·方術部二》卷七百廿一。其所述之《內外術經》等醫書、岐伯嘗味草木而非神農嘗味草木等觀點，皆異於《甲乙經》序文。此點令人懷疑《甲乙經》是否真出於皇甫謐？或如華佗《中藏經》同屬後人偽託？中國黃龍祥、台灣陳淼和、日本秋葉哲生等醫家，對此點已提出質疑。關於《甲乙經》與明堂原典相關考察，可參閱陳淼和：〈《黃帝甲乙經》與《黃帝三部鍼經》皆非出自皇甫謐、《醫心方·孔穴主治法》以楊玄操《黃帝明堂經》為底本〉，《台灣中醫臨床醫學雜誌》，25卷1期（2020），頁1到53。

14　楊上善，正史無傳，官至太子文學，編有《黃帝內經太素》卅卷。林億《重廣

重新分類，編成《黃帝內經太素》[15]卅卷。此書早於王冰（生卒未詳）注本，但流傳較不廣，在華夏宋時期失傳。十九世紀中葉，日本京都仁和寺藏《太素》殘卷廿三卷現蹤，引起學界重視。森立之（1807～1885）在《經籍訪古志》記錄該本係日本仁和三年（887）舊抄本，由鑑眞（688～763）和尙以及遣唐使吉備眞備（695～775）帶至日本，丹波賴基（生卒未詳）再抄錄。嗣後才由清國駐日公使隨員楊守敬（1839～1915）出使東瀛時購入此版本，共廿三卷（缺第一、四、七、十六、十八、廿、廿一，共七卷）。蕭延平（1860～1933）以此為底本，校刊成《太素》蘭陵堂本

補注黃帝內經素問・序》云：「及隋楊上善，纂而為《太素》，時則有全元起者，始為之訓解。」據此，傳統上認為楊上善是隋人。但《舊唐書・經籍志》、《新唐書・藝文志》皆將楊上善著作列入，唐末杜光庭《道德經廣聖義・序》云：「太子司議郎楊上善，高宗時人，作《道德集注眞言》廿卷。」《太素》標題寫「通直郎守太子文學『臣楊上善奉敕』撰注」，可見《太素》一書應為楊氏接受唐高宗的敕命而做，應是唐人。陳光華醫師等人考證楊上善生於589年（隋文帝開皇九年）、599年（開皇十九年）十一歲時成為道士、675年（唐高宗上元二年）擔任太子文學、680年歸老還家、卒於681年93歲。

[15] 中國大陸《太素》一書在宋初失傳。昭和末期日本大阪東方オリエソト出版社《東洋醫學善本叢書》收載影印仁和寺古鈔卷子本，又增加後來新發現的二卷（第十六、廿一卷），共廿五卷，是目前所知最為完善的《太素》。2007年北京李雲、錢超塵校注《黃帝內經太素新校正》（北京：學苑出版社，2007）；2017年東京左合昌美點校《黃帝內經太素新新校正》第四版（東京：日本內經醫學會，2017），皆以仁和寺本為底本。《靈樞》（由王冰從《鍼經》易名）與《素問》合稱《黃帝內經》，為現存最早的完整醫典。《黃帝內經太素》從版本學上來說，最接近《靈樞》古貌（《太素》之《靈樞》係以六朝傳本《靈樞經》為底本，與今通行之史崧本《靈樞》屬同一文獻不同傳本），日本考證派名流小曾戶家族的小曾戶丈夫、小曾戶洋等人將《黃帝內經太素》與《靈樞》對照，發現《內經》現存廿五卷收入《靈樞》全篇52篇，殘闕17篇，已佚2篇，所存篇章對研究今本《內經》有相當助益。關於《靈樞》傳本考察，可參閱陳麒方：〈靈樞版本源流簡述〉，《中醫藥研究論叢》，17卷2期（2014），頁139到155。

（亦有稱蕭延平本）。

　　對後世影響最大的《內經》版本，為唐帝國時期王冰（生卒未詳）注釋《黃帝內經素問》。王冰校注十餘年，於唐寶應年間完成《黃帝內經素問》廿四卷。王冰以其師藏《張公秘本》作為藍本，補入《運氣大論》七卷，並參校其他流傳版本《素問》加以整編，完成校注。王冰將原來內容用墨筆來寫、加注文字用朱筆書寫，以區分經文與注解之別，然在後世多重傳抄之下，何處為王冰所注？又變得有諸多混淆。王冰本《素問》[16]，經宋初林億（生卒未詳）等重新再次校注後，稱《重廣補注黃帝內經素問》（又稱《新校正》本），成為迄今最完整《素問》善本，也是官方考試文本參閱依據。今《黃帝內經》就是用此版本，金、元、明、清諸醫家注《黃帝內經》時，也悉盡採用該本。

　　台灣研究《內經》精深透徹者，以莊宏達醫師、陳欽銘醫師、陳淼和醫師、李傳耀醫師為翹楚，西醫兒科出身的莊教授以文本比對整理分析《內經》、中醫師陳教授、李醫師由語音和文字學切入。《內經》以今福佬語讀起來相當順暢、押韻，如《靈樞·九鍼十二原》第一段岐伯答曰開始的疾、微、遲、機、期字的十五音法母音相同；者、髮、發為以入音來押韻；文言文（正體字）就是保留福佬語的文字。同樣地，在《素問·四氣調神大論》一樣是春三月、夏三月、秋三月、冬三月，四大段也是福佬語押韻，使用簡體字則無法與漢籍直接連繫，且會造成混淆。台語羅馬拼音法為國際主流，其針對不懂中文的外國人拼音，該法著重於溝通聽講，

---

16 王冰補入第七卷七篇大論：〈天元紀大論〉、〈五運行大論〉、〈五常政大論〉、〈六微旨大論〉、〈六元正紀大論〉、〈氣交變大論〉、〈至眞要大論〉，為後世運氣學說的依據。今本《黃帝內經》之〈刺法論篇〉、〈本病論篇〉二篇，在王冰注釋時已失傳，林億校正《素問》時有《素問亡篇》流傳，時人劉溫舒《素問入式運氣論奧》中附有此二篇經文（署名〈素問遺篇〉），後世多認為此二篇為唐、宋間醫家所偽託。關於《素問》傳本考察，可參閱陳名婷、蘇奕彰：〈故宮典藏之安政本《素問》源流初探〉，《中醫藥雜誌》，25卷特刊（2014），頁321到332。

無法直接理解漢唐文化。台語隨著時間加入新元素，如肥皂、虱目魚源自荷蘭語，三貂角源自西班牙語，艋舺源自泰雅族獨木舟之意（指從新店筏獨木舟可到達之處），日人譯為艋舺，保留原音與字義，國民政府改為萬華是取萬華福佬音，榻榻米源自日語，其他源自英語者亦有。形成台語的特殊多元現象。今日台灣流通福佬語者可為台語，但述及文言文的漢文文獻時，應用台灣福佬語一詞（河洛語一詞的歷史相當短，只有一百餘年，為福佬語轉音而得，黃河與洛水的簡稱則屬附會；閩南語一詞範圍更廣，包括福州話、部分廣東話等都是，故無法專指台語。中華民國文化部以台灣台語定名）。

　　張仲景（150～219）《傷寒論》為傳世迄今最多學者研究的臨床醫學專書[17]，其援引《湯液經法》藥方，使用六病論，以太陽病、陽明病、

---

[17] 中醫診治疾病的目標並不是西醫的原始病因，而是對發病後出現的全身臨床狀況審證求因的結果。這些臨床證候學上的反應，才是中醫辨證施治邏輯之起點。具體問題、具體解決，每一個患者的處方用藥會因人、因時、因地而有所變化，專病專方只是權宜之計。台灣醫學系修習中醫學分系統取得中醫執照的中、西醫師（這個1994到2003年間舉辦十年的制度，全台累積有四十五位執業中醫的西醫師；中醫學系雙主修醫學系取得中、西醫執照的中醫師則有三千九百餘人）林以正提出：「中醫的診斷，通常只是針對症狀或symptoms所下的一個名詞，沒有病理學、影像學的確認。西醫也不是全部的診斷都有這些確認，像是咽喉痛，以為是鼻涕倒流，結果是胃食道逆流，這些可以用治療結果來回推的診療方式，就很類似中醫的現狀。所以，某些器質性結構問題疾病，與功能性症狀不一定絕對相關聯的診斷，就需要特別的儀器。另外，像是不明熱這種原因可能有數百種的問題，就要把鑑別診斷D/D系統拿出來一個個看過去，反覆詢問病人的病史。所以，不同模式的疾病，診斷流程其實本來就不一樣。中醫的強項就是針對不明的、功能性的疾病，所以，像是望診、切診（脈診、腹診），才因此成為直指問題的核心，成為重要的診斷工具。」西元前29年（漢成帝建始四年）至西元600年（隋文帝開皇廿年）間，氣候轉為寒旱，為歷史上第二個小冰河期。西元193年到194年漢獻帝時期大疫，時人稱易致死的急性流行病為「傷寒」，有其時代背景，今人則需注意全球氣候變遷帶來的新興傳染病。台灣於夏、秋颱風前的悶熱，或冬季、早春寒流來襲，當留

少陽病、太陰病、少陰病、厥陰病六病，區分人體各種證候，用百餘個湯藥處方，針對各類型疾病防治與體質調整做處置，完成此部被譽為「方書之祖」的醫藥經典。此書撰成後，或因後漢戰亂頻繁，以致原書散佚不全，其原始面貌，雖經後世考據，仍然無法完全了解。現所知《傷寒論》可能是經由晉王叔和（180～270）蒐集、整理、編纂所成[18]。流傳最廣的版本是1599年由趙開美翻刻宋版《傷寒論》文字。傷寒學在中國大陸、香港、日本、韓國、台灣，甚至歐美，皆有許多專家研究，《傷寒論》同時也是國家中醫師執業執照高等考試的重點考科。

傷寒六病系統：外感病（多見發熱）為辨證方法之一。六病分太陽、陽明、少陽、太陰、少陰、厥陰，是外感病過程中所出現的六種證候分類名稱。外感病初期，出現惡寒、發熱、頭痛者為太陽病，當病向內發展進入陽明病，若發熱不惡寒、惡寒不發熱、惡寒發熱交替出現，並有口苦、咽乾、目眩等自覺狀態則為少陽病；以上三種類型為三陽病。病向內發展的另一種病理轉變是由陽證轉變為陰證，出現腹滿、（嘔）吐、食不下時，為太陰病，神倦、惡寒肢冷者為少陰病，寒熱交錯者、消渴、飢而不能食、下利（飢而不能食比太陰病「食不下」更進一層）為厥陰病。《傷寒論》重要版本簡介：

1.《敦煌本傷寒論》：敦煌莫高窟藏經洞[19]發現《傷寒論》抄本殘

意其對身體的影響。《傷寒論》成書後，晉王叔和蒐集重編，南北朝醫家補述加注，唐孫思邈蒐集傷寒方論，披露於《千金方》時，以「方證同條、比類相附」編排，便利亟需使用者查考。宋刻印行時，內容有所增闕，是以原論與後世注補混雜難辨。

18　經王叔和整理過後的版本，稱為《張仲景傷寒》、《仲景方》或《王叔和張仲景方》，在南北朝時流傳。此期間抄本流傳狀況並不清楚，今可在同時期醫書，如《肘後方》、《小品方》或稍晚之《諸病源候論》看到些許《傷寒論》條文。

19　大英博物館線上資源：https://www.britishmuseum.org/collection/china/exploring-silk-roads。

卷。分為S.202殘卷和P.3287殘卷二部。S.202卷首尾殘缺，經考察為初唐時寫本，內容與康平本和宋本《傷寒論·辨脈法》大致相同，北京中醫藥大學錢超塵教授分析此卷比通行的趙刻宋本〈辨脈法〉多出三段文字。P.3287卷首尾殘缺，應為唐高宗時期寫本，內容主要是論述三部九候脈法、表裏兩感脈病治則、相類脈及四季主旺各臟脈象、診脈法、寸口脈分部主病、論脈證治等，與通行的趙刻宋本〈傷寒例〉、〈辨脈法〉文字類同。

2.《康治本傷寒論》：日本康治二年（1143）沙門了純（生卒未詳）抄本。其為東瀛最澄（767～822）和尚[20]於第17次遣唐使（搭乘2號船）期間，在804年於浙江天台山龍興寺抄回。該書曾收藏於日本天台宗比叡山延歷寺。1849年由戶上重較（生卒未詳）影抄[21]全書、附加眉注、凡

---

[20] 日本的「茶」，經遣唐使傳入，天平元年已有賜茶禮俗，最澄帶回茶樹種子種植在比叡山，而後發展蒸青、點茶，進而成抹茶。江戶初期又從中國帶沖泡飲茶技術，結合成今日所見的煎茶。關於茶的內容，可參見本書第十章。

[21] 把書冊的蠹痕、缺筆、破頁狀況完整地在一張紙上呈現出原書的概況，是尚未發明影印機前的一種重製書本方式，可參見如下書影：

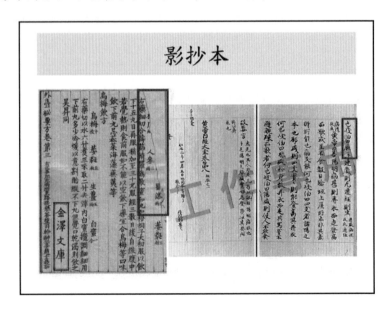

例、處方目次，全書一卷，條文共65條，比通行之流傳最廣的趙刻宋本少333條。在65條中，有太陽病43條（太陽上篇11、太陽中篇20、太陽下篇12條條文）、陽明病4條、少陽病1條、太陰病2條、少陰病12條、厥陰病3條。康治本《傷寒論》41條文同通行趙刻宋本、24條有差異[22]。全書處方共50首、42個藥，較通行翻刻宋本云113方少63首湯方，無丸劑、散劑、單方，有大、小茈胡湯，有大承氣湯、無小承氣湯，而青龍湯、陷胸湯、建中湯則都無大小之分。康治本《傷寒論》湯方名直觀：有卅一個處方（11 ＋ 3 ＋ 10 ＋ 7）[23] 之方名是直接用藥來命名；湯方兼及脈象者有17條。當代醫家遠田裕政、長澤元夫、費維光等專家學者[24] 之康治傷寒條文、藥序等研究相當值得參閱。這可能為最接近張仲景原始文獻的文本，屬於科考專用的共同筆記形制文本，方證同條，收載50處方全部收錄於通行趙開美翻刻宋本《傷寒論》裏頭。

　　3.《康平本傷寒論》：日本康平三年（1060）丹波雅忠（1021～1088）藏本。應為東瀛空海（774～835）和尚於第17次遣唐使（搭乘

---

[22] 在65條中，傷寒六病六條提綱全部有。與通行趙刻宋本有差異的包括：太陽篇14條（條文編號10、23、26、27、29、30、31、32、33、34、35、36、42、43）、陽明篇2條（45、46）、太陰篇1條（50）、少陰篇4條（52、53、57、59）、厥陰篇3條（61、62、63）；其中陽明病篇第45大承氣湯條文（陽明病，發熱、汗出、譫語者）與通行趙刻宋本差異最大。

[23] 一個藥名作湯方名11項：桂枝湯、麻黃湯、葛根湯、茵陳蒿湯、黃連湯、黃芩湯、附子湯、吳茱萸湯、豬苓湯、桃花湯、甘草湯。部分藥名作湯方名3項：茈胡桂枝乾薑湯、黃連阿膠湯、十棗湯。全部藥名作湯方名10項：芍藥甘草湯、甘草乾薑湯、乾薑附子湯、梔子豉湯、梔子甘草豉湯、梔子生薑豉湯、芍藥甘草附子湯、茯苓桂枝甘草大棗湯、茯苓桂枝甘草白朮湯、麻黃甘草杏仁石膏湯。一個藥名加上修飾語作湯方名7項：小茈胡湯、大茈胡湯、半夏瀉心湯、生薑瀉心湯、甘草瀉心湯、茯苓四逆湯、桃仁承氣湯。

[24] 可參閱遠田裕政：《傷寒論再發掘》、長澤元夫：《康治本傷寒論の研究》、長澤元夫等人共著：《康治本傷寒論要略》、費維光：《中醫經方臨床入門》、婁紹昆：《中醫人生》等書。

1號船）期間，在806年於唐都長安帶回。貞和二年（1346）醫官世家和氣家族重加抄錄，該書曾收藏於日本眞言宗高野山金剛寺。全書一卷、十二篇，無《傷寒論·傷寒例》、《傷寒論·辨脈法》二篇。排版格式有頂格、降一字格、降二字格，正文（Context）裏之小字旁注（Annotation）、小字夾注（Commentary）、大字附注（Exegesis）三種形式。通行翻刻宋本中，許多混淆正文與注釋的矛盾處，在此版本可看到明確區分與解釋。《康平本傷寒論》書共110方、84藥、418條文。其正文，直行15字書寫169條（方證同列占136條）；降一字格的追注，直行14字書寫96條（方證同列占37條）；與降二格含嵌注直行13字書寫153條。全書處方共111首。這個版本條文寫法最能反映出孫思邈、林億以前之傳本樣貌。李克紹、李心機、陳淼和研究指出，張仲景治則採取方證對應思維，不會使用試藥法，條文中凡先服某方、無效時再改試另一方（試藥），非出自張仲景原論。康平本在唐帝國時期由僧醫帶回日本，此後一直在廟宇（類如《太素》收藏於京都仁和寺）和少數藏書家間傳抄，昭和年間漢方復興時期1937年，大塚敬節（1900～1980）刊印出版發行；關於康平本與趙刻宋本比較的資料，李順保、范登脈、陳淼和、施連福、張永明、林逢春等人均有研究[25]。康平本《傷寒論》無〈平脈法〉、〈辨脈法〉、〈可與不可〉（王叔和《脈經》分類法）諸篇、子目，亦無校正醫書局注。相較於在康治本《傷寒論》65條之條文全都是六病篇，康平本《傷寒論》六病篇有太陽病166條（大陽28、92、46）、陽明病76條、少陽病10條、太陰病7條、少陰病41條、厥陰病52條。

　　4.《唐本傷寒論》與《宋本傷寒論》：孫思邈（541～682）收編於《千金翼方》第九、第十卷中，而後再經由校正醫書局整理，是為《唐本傷寒論》，處方共105首。宋時荊南國節度使高繼沖（943～973）收藏

---

[25] 可參閱李順保：《傷寒論版本大全》、范登脈：《傷寒論匯校》、陳淼和：《傷寒卒病論台灣本》、施連福：《傷寒論的了解與應用》、邢斌：《傷寒論求眞》系列等書。

本，於宋帝國淳化三年（992）編入翰林醫官院《太平聖惠方》第八卷，此時通行宋本之底本尚未出世，此版本一般稱《南朝本傷寒論》、《淳化本傷寒論》或《高繼沖傷寒論》。此版本處方亦為50首。從《太平聖惠方》才開始分赤芍藥、白芍藥，使用治中湯（無理中湯）之名。《敦煌本》（殘卷）、《康治本》、《南朝本》都沒有〈張仲景序〉。宋帝國治平三年（1066）校正醫書局大宋正版《傷寒論》（同年有另一別本《金匱玉函經》），此為現行傷寒學所持依據母本，目前所見最古為明趙開美（1563～1624）於1599年的翻刻宋版，台北故宮院藏趙開美修刻本最為接近宋版原貌。

　　5.《注解傷寒論》：金國成無己（1063～1156）注本，套用《內經》理論來解析《傷寒》六病。在此之後亦有諸多後世偽本（如《桂林古本傷寒雜病論》、《長沙古本傷寒論》、《涪陵古本傷寒論》等書）。成注本與宋本《傷寒》都是處方，共113首，397條條文有處方，太陽病299條（太陽上篇46、太陽中篇163、太陽下篇90條條文）、陽明病129條、少陽病11條、太陰病11條、少陰病68條、厥陰病75條。《傷寒論》張仲景〈序〉經陳淼和、邢斌等研究，應係古某醫於683年至761年間，抄《千金要方》孫氏語與孫所引用張仲景曰段句，託張仲景名而作，再經宋儒臣增衍而得。

　　目前最接近張仲景原書者為《康治本傷寒論》、次為《康平本傷寒論》。康治本最重要者為藥序，由單味藥、藥對、藥群構成處方，如桂枝湯必為桂、芍、草、薑、棗之次序，小茈胡湯為茈、芩、夏、參、草、薑、棗之次序，無其他又方。二康本有甘草基礎方藥群、乾薑基礎方、大棗基礎方、大黃基礎方、黃芩基礎方、梔子基礎方、茯苓基礎方等，以藥群為疊加之特色；此為後世時方、煮散、大型複方、膏方之濫觴。通行趙開美翻刻宋版傷寒（1599年刊行）存有條文矛盾與方藥重複之問題，以二康本解之可較接近張仲景原論。民國時期之桂林古本、長沙本、涪陵本等，則為後世醫家增補之作。其餘各版本多屬王叔和本改編流傳。《傷寒論》開後世「辨證論治」先河，並影響包括日醫「方證相對」、韓醫「太少陰陽體質分症」概念，為目前中醫藥臨床診療實務最重要典籍。

由於漢帝國時，許多君主都喜好關注養生長壽，道家學說作為維護統治的思想武器[26]，黃老學說得以深入發展；漢武帝罷黜百家、獨尊儒術，使儒家思想深化；後漢開始，佛教由印度傳入，並迅速成長。道、儒、佛三教思想都對當時的醫藥養生思想產生影響。今本《黃帝內經》成書後，構建醫家養生理論體系、基本法則和方法（《素問・四氣調神大論》：「春夏養陽、秋冬養陰」）；道家劉歆，整理過《內經》，其《淮南子》強調形、氣、神之間的對等、獨立與協作統一，提出要慎守三者（《淮南子・原道訓》：「將養其神、和弱其氣、平夷其形」）；儒家王充《論衡》，論及生死壽夭延年之道者近廿篇，先天稟賦強者壽長、先天稟賦弱者壽短。醫家張仲景的疾病防治專門著作《傷寒論》，在治療、體質調整、防患未然多有論述；同時期著名醫家華佗，則發展以體操動形的五禽戲法。這些著作談及的內養正氣、外避邪氣之養慎法則，在日常活動應用就是要生活作息規律有度，如果真的出現疾病，無法再養「生」，就需要透過專門職業技術人員的醫師來處理各種結構性、功能性的問題了。

四、唐：《千金方》和《醫心方》

唐帝國的典章制度《唐六典》卷十四將醫藥衛生學群分為醫、鍼、按摩、咒禁，孫思邈（541～682）為少數兼通各項專科，並橫跨儒、道、佛三門的醫者。目前孫氏[27]所著傳世醫典有《備急千金要方》以及《千金翼

---

26 可參閱梅貽琦：《梅貽琦教育論著選》、楊儒賓：《道家與古之道術》、江燦騰：《東亞現代批判禪學思想四百年》、葛兆光：《中國思想史》、武田時昌《漢學與醫學》等書。

27 孫氏為中古高壽者，歷來對其「養生」之道亦相當重視。孫思邈亡佚著作有《氣訣》、《攝生真錄》、《養生要錄》、《燒煉秘訣》等書，孫氏養生核心概在於天人相應，尤其體現於診療用藥上。其以為日常生活中的言行舉止、飲食、房事，是最直接、也最容易影響身心靈健康的例常之事，孫氏強調養生之首在於養性，而正確的飲食觀念，可養身、可祛疾；房事除有傳宗接代的

方》，世人多以《千金方》稱之。

　　《備急千金要方》共卅卷，二百卅二門，孫氏以人體臟腑部位作為分類，首次提出以臟腑寒熱虛實為中心的疾病辨治，在卷十一到卷廿用類似現代醫學的專科（肝膽、心血管循環、消化、胸腔呼吸、腎泌尿系統）分類，而後再接續跨臟器系統的雜病論治，提出食禁（而非後人訛傳的食療）注意事項，後人補入最末二卷專論鍼灸。《千金翼方》是對《千金要方》的補編，全書亦有卅卷。《備急千金要方》，簡稱《千金要方》、《千金方》，是繼張仲景《傷寒論》之後，醫藥養生學的又一次集大成，被譽為歷史上最早的臨床醫學百科全書。《千金方》使用《內經》臟腑觀點，並搜集唐以前許多醫論、醫方，兼及服餌、食禁、導引、按摩等養生法，內容豐富（以研究者角度而言，《千金方》同期的《外台秘要》文獻價值較高、《千金方》則是貴重在臨床價值，有很多的處方用藥沿用迄今），對後世中醫學，特別是炮製、方藥、方劑學的發展，有顯著影響。另外還將婦科、兒科單獨分列，並且把當時房中術的養陽、食陰，提編為養陰、養陽、食陽、食陰皆同等重視，改善時人諸多偏誤觀念。

　　《千金方》主要版本有二，一為現存通行（翻刻宋校）本《備急千金要方》，此為宋帝國治平三年（1066年）校正醫書局林億主校刊行。林億於〈新校《備急千金要方》序〉、〈校定《備急千金要方》後序〉提及醫書局由不同角度修訂《千金要方》，《千金要方》同時被收載於「道藏」，「道藏」版本則分為九十三卷；另一傳本系統為《新雕孫真人千金

功能外，另可透過修煉來延年養壽。藉由按摩導引的外煉，加上行氣與內觀的潛修，可活絡軀體關節、通暢氣血，進一步使身體產生體質變化。除此之外，孫氏另指出居家環境應有適當設置，對於起居作息、生活中諸多細節亦有顧慮宜忌。養生目的在於「預防」，在面對疾疫傳染提升免疫（免疫，初指免除瘟疫）的危險，孫氏提出可製藥燒灼、配戴與擦粉等，並配合灸來增強自癒力。孫氏重視婦幼養護，因婦人體質比起男性更易感病，再加上有月水、妊娠等，遇疾病要痊癒較不容易。此外，孫氏《千金要方》為首部將婦科、幼科獨立成章的醫藥專門著作。日本、越南近來有新發現《孫真人玉函方》殘本。

方》，在宋官方雕版刊行之前，已有雕版印刷《千金要方》，名《新雕孫眞人千金方》，此書未經校正醫書局校改，因此有重要的文獻價值，共有廿卷。

《千金方》除了內、婦、兒、鍼灸各科論治外，最重要者為其收載《傷寒論》，是將傷寒、雜病內容合一的版本。《千金方》卷九以傷寒例、辟溫、傷寒膏、發汗散、發汗湯、發汗丸、宜吐、宜下、發汗吐下後，專題討論傷寒方；《千金方》卷十以傷寒雜治、勞復、百合、傷寒不發汗變狐惑、傷寒發黃、溫瘧等，專題討論傷寒病證治，並蒐集了唐以前醫家有關治療「外感熱病」的學術思想與臨床經驗。此兩卷共收《傷寒論》條文220條，有論無方76條、有論有方144條，處方共105首，特別著重太陽病，論治內容涉及外感內傷與諸科病證。

《千金方》東傳日本後，對當時的日本醫藥養生影響很大，宮廷侍醫丹波康賴（912～995）仿此體例撰作《醫心方》（いしんぼう），全書共卅卷（成書於982年），於永觀二年（984年）十一月呈獻給天皇典藏，是日本目前現存最早的醫學全書。

《醫心方》捨棄《內經》，以《諸病源候論》的病原觀點論述為底本，主要參酌《千金方》體例與內容，將隋、唐時期方論整理，論述孔穴、本草、各科診療與方藥、食餌、房中仙術、藥食同源食養等，內容極為完備（惟無引言、凡例敘其著作旨趣）。《醫心方》所引204種醫藥典籍，在中國或已散佚、或經宋校正醫書局修改，唯有在《醫心方》得以窺其原貌，且完整地保存傳至今，因此在醫史學、文獻學上占有極為重要的位置（比《外台秘要》有更重要的文獻價值）。《醫心方》直接、間接引用《千金方》條文，以數位文檔檢索共1,273條。除了古中原漢醫，當時天竺（印度）眼科理論與技術發達，在《醫心方》所收載的相關條文中亦有展現，如卷五所引《眼論》條文，詳細記錄青光眼臨床現象，從虛熱兼風所作，接續提出用金鎞決之冶，鍼（使用平補平瀉手法）後服丸藥，將外治法與內治法同用，並提出相關治療注意事項與鑑別診斷；此外還有提到茶療。《醫心方》對於原典記錄、資料整理、丹波家醫療見解，皆詳實記載，該書一直藏於宮中，十六世紀中期（1554年）天皇賜給當時的御醫

半井家族，而後到江戶末期（1856年）才再次公開現世。日本政府於1984年（昭和五十九年）《醫心方》問世一千年時，指定其為國寶，並進行中、日、韓、台國際學術交流。唐代影響日本典章制度與語音迄今（各國亦有唐人街、漢字文化圈也有唐服流行），唐代的食禁、茶療觀念，一直到今天都還有在使用。

五、小結

在《內經》時代，是道教、儒術盛行的時代[28]，而佛教自漢帝國後期開始傳入中國大陸後，迅速發展壯大，醫家張仲景融合道、儒、佛的藥王孫思邈，流傳的著作《傷寒論》、《千金方》影響後世，這些疾病總論、養生防患的學說，在醫藥養生發展史上，具有承前啓後的作用。人以天地之氣生，四時之法成。天地合氣，命之曰人。（養）生之本·本於陰陽平衡。品讀《傷寒論》、《千金方》，對於養生的認識，有相當大的助益。

---

[28] 秦漢時道教已盛行，道家學說作為維護統治的思想武器，黃老學說得以進一步繼承發展；漢武帝罷黜百家、獨尊儒術，使儒家得以大力發揮，後漢佛教傳出印度。而後儒、道、佛交融發展，也影響了養生學的發展推進。

第五章　東亞醫藥養生發展與流傳：
自中世紀迄清初期

一、醫門之分

　　中世紀東亞宋帝國是當時文化、經濟、貿易的核心，在《四庫全書提要・醫家類》卷首云：「儒之門戶分於宋，醫之門戶分於金、元。」事實上，宋代國家尚醫，校正醫書局[1]的成立，即標示著醫風改變。當時大宋政府復興古醫經（如《傷寒論》）、民間改良印刷術。宋代官方之右文政策、皇帝尚醫，及當時文化與科技發展，皆奠定編修醫書的良好基礎。

　　各種大部頭或是輕薄的小冊方藥書，風行於宋，宋太祖編《開寶本草》（973），而後太宗編《太平聖惠方》（992年），仁宗朝成立校正醫書局，整理、校訂暨刊刻十一部（涉及醫經、經方、本草、鍼灸）的原典，徽宗主纂《聖濟總錄》（1117年），更是直接提升《內經》與運氣醫學的地位。宋代共編修醫書卅種，在北宋主要由皇帝下詔主導編修工作、

---

[1] 中文醫史專著，談及宋代政府重視儒醫興起的主要是從台灣陳元朋《兩宋的「尚醫士人」與「儒醫」：兼論其在金元的流變》（台北：台大出版委員會，1997）開始，香港范家偉《北宋校正醫書局新探》（香港：中華書局，2014）、日本宮崎市定〈宋代の士風〉〔收入《宮崎市定全集》第十一冊（東京：岩波書店，1993），頁339到375〕，都有討論宋代儒醫。全面完整的論著，主要是英文專著Asaf Goldschmidt, *The Evolution of Chinese Medicine: Song Dynasty, 960-1200* (London: Routledge, 2009) 以及中研院陳韻如長篇論文：〈宋代士大夫參與地方醫書刊印新探〉，《中央研究院歷史語言研究所集刊》，92卷（2021），頁437到507、"The Quest for Efficiency: Knowledge Management in Medical Formularies." *Harvard Journal of Asiatic Studies* 80 (2021): 347-380.

南宋時私家自主性發起的校刊著作漸多。由於宋代醫藥、文書機構已相當健全，有利於進行編修工作；且編修團隊多以儒臣與醫官共同組成（林億等皆自詡醫文雙通），兼採二家之長。宋臣廣泛蒐集文獻、採用多種方法編修醫書，其成果亦大多刊行，多為現今通行之醫藥文獻母本，使文獻得以流傳；但其間以己意擅改書中之內容，或使得臨床實用性有提升，有些部分卻未必盡然，也大幅削減文獻學上的價值[2]。

二、宋：校正醫書局醫書

宋政府曾七次組織人力、物力對大型（本草）藥書進行修訂校正；也曾四次組織醫官集體編纂大型方書著作；此外有官鑄鍼灸銅人、編纂鍼灸之圖經。宋以前醫籍多仰賴手抄流傳，以致訛誤、衍脫很多。宋帝國成立之初即詔令徵集收購醫書，進行整訂。仁宗嘉祐二年（1057年）樞密使韓琦（1008～1075年）建議設置校正醫書局於編集院，集中醫家校正歷代重要醫籍，命集賢院掌禹錫（992～1068年）、林億校理、張洞（生卒未詳）校勘、蘇頌（1020～1101年）校正，後又增命高保衡（生卒未詳）、孫奇（生卒未詳）等為校正。校正醫書局設立後，搜求佚書徵集眾本，

2　校正醫書局之參與人員多為國家菁英，諸書中敘述參與人員多知識淵博、才能出眾。編修宋臣身分以儒生為主，醫官為輔。其中以高保衡、林億最為重要，次為孫奇。在校正醫書局編修的十一種成果中，除《本草圖經》之外，皆由林億列名總編修、高保衡負責主要編輯工作，而孫奇助修九種醫書，校正醫書局編修醫書之工作分配，多是數人互相合作；檢閱各項校正醫書局的編修，可見各書編修人數皆在三位以上。《本草圖經》一書，則由蘇頌一人編輯，掌禹錫從旁協助。林億、高保衡等儒臣雖號稱通醫，但詳細醫學素養如何，仍未能完全確知。儒臣與醫官相比，其優勢在於博通經史，熟悉各類文獻，對書籍之編修、校正原則、乃至體例版刻等細節處，儒臣較理解，在遣詞用字上，將校正之文字寫得明白通遠，儒臣更有優勢。然而，校正過程中儒臣對內容之更動，也可能因醫學素養不夠深厚，而有錯誤決斷，今翻刻宋本《傷寒論》即為例證。

《新校備急千金要方・序》云及：「正其訛謬，補其遺佚，文之重複者削之，事之不倫者緝之。」校訂之書籍皆奉請皇帝親覽，而後再由國子監刻版刊行。經過校正的醫書大多在熙寧年後（1068～1096年）印行，包含：王冰《黃帝內經素問》（校正後名《重廣補注黃帝內經素問》）、《黃帝三部鍼經》、《傷寒論》、《金匱玉函經》、《金匱玉函要略方論》、《脈經》、《備急千金要方》、《千金翼方》、《外台秘要》、《嘉祐補注神農本草》、《本草圖經》十一部書，另陸續編有《證類本草》系列、《太平惠民和劑局方》、《太平聖惠方》、《聖濟總錄》等方藥典籍。

　　中國北京李經緯教授指出十項宋帝對醫藥之貢獻：一，派醫、頒方防治疾疫；二，徵集、校正、普及醫學書籍；三，開辦社會慈善機構和醫院；四，改革與普及醫學教育；五，提高醫學與醫師社會地位；六，改革舊俗，改造、禁止巫俗；七，舉辦賣藥所、藥局，實行進口藥專賣；八，修訂、頒布本草；九，重用醫術佳之道士和草澤走方醫；十，御撰方藥、醫理著作頒行天下。余英時（《朱熹的歷史世界：宋代士大夫政治文化的研究》）認為，宋士大夫「在政治思維的方式和政治行動的風格上都展現出與前後代相異的面貌」，綜上所述，宋帝國因成立了校正醫書局，今通行之醫藥典籍得以廣為流通，然而閱讀各種校正醫書局編修成果時，亦須將醫籍進行多版本互相對照（Comparative Study），留意宋臣所修訂、校注文詞，才可能達到臨床上的療效。

　　校正醫書局鎖定醫書是一個很特別的轉向，因為各地早期出現的書籍多半是為了滿足宗教的需要。東亞中國雕版印刷是因應佛經推廣，而西洋圖書則是從《聖經》而來。在近代印刷術發明前，《聖經》都是人手謄寫，由於《聖經》原稿年代久遠，隨著時間過去會出現損毀現象，另外，為了讓更多人閱讀，所以經文抄本因應需求而出現，現存大約有六千多卷抄本收藏在全世界圖書館和博物館（前一章提到的《康治本傷寒論》就是這種抄本形式）。《死海古卷聖經》（*Dead Sea Scrolls*）是西元前的作品，主要是用手抄寫羊皮紙，小部分莎草紙，而在西元四世紀完成的手抄本；《梵蒂岡抄本聖經》（*Codex Vaticanus*）成書地點至今仍無定論，書寫在羊皮紙上，現存放在梵蒂岡宗座圖書館；《西奈抄本聖經》（*Codex*

Sinaiticus）書寫在驢、羚羊皮製造的紙上，是在西奈半島聖凱瑟琳修道院被發現。這些抄本皆只有文字而無圖像。十三世紀早期製作的《魔鬼聖經》（*Devil's Bible*），是世界上可見最大的中世紀手抄本，書寫於長度92公分，寬度50公分整的羊羔皮紙上，目前存放於瑞典皇家圖書館，這部手抄本使用了藍、綠、紅、黃、金色作為裝飾色，所有的段首字母都被精心裝飾，有些甚至據有半幅書頁。該書第577頁上，用整頁篇幅繪製一幅獨特的魔鬼撒旦插圖，再加上抄書人的詭祕傳說故事而以《魔鬼聖經》之名著稱，但在這幅魔鬼畫像的對頁上，同樣用一整頁畫滿描述天國景象的圖畫，學者認為，這正是書本抄寫人為了表示世間善惡並存的作為。宋時畢昇發明膠泥活字印刷術，是世界上最早的活字印刷技術，但因漢字數量龐大，必須製造大量活字，所以應用不廣。直到十九世紀晚清之前，佛經、曆書等重要文本還是採用雕版印刷；活字印刷是東西方各自獨立發明，西方時間上較晚，但拼音字母活字簡單，又精於改進，因此西方使用廣泛。

後世所使用活字印刷的直接源頭為德國人古騰堡（Johannes Gutenberg, 1397～1468年），他在西元1455年左右，以他發明的合金鑄模活字及印刷機完成《古騰堡聖經》，被視為活字印刷術發明後的第一本書籍。這部聖經的格式和當時手抄本格式十分相似，左右雙欄、哥德式黑體字、章節間皆預留空白（印成後再用手工填寫朱字標題及號碼，每句開頭也預留一至六行高度的空白，以便手工畫上彩色花體圖案大寫字母）。《古騰堡聖經》共印刷180本，約四分之一印在犢皮紙上，而其餘四分之三印在紙上。如今存世49本，且大多不完整，故每一單頁都極為珍貴。古騰堡活字印刷術促成人類閱讀上的重大革命，隨後風靡全歐洲大陸，《古騰堡聖經》問世後，整個歐洲書籍數量大增至超過1,000萬本，在隨後興起的文藝復興、宗教改革、啟蒙運動和科學革命中，都扮演重要角色。

宋代開始，養生食藥出現在官修的醫藥典籍，儒生把這些醫藥養生知識從道教元素抽離。吉元昭治（《道教與長壽不老醫學》）認為在起源上，道教、醫學都是從古代的巫術發展而來（張光直先生以考古學研究，另提出儒家思想可以上推至新石器時期，在仰韶、龍山文化中都有反

映）。宋代很多醫家對早前道術盛行時的服石延年提出質疑，提倡應服草木之藥，帶動本草學發展。

　　宋代飲食養生是由陳直開始，約在1085年其於《養老奉親書》提倡飲食調治，闡明主身者神、養氣者精、益精者氣、資氣者食，食者，生民之天、活人知本也。後來元飲膳太醫忽思慧《飲膳正要》講述飲食衛生、營養、食物中毒防治，是現存一部完整食養專門著作。

三、明：《本草綱目》、《遵生八箋》及其遺緒

　　中醫學的最大價值之一在於方劑，藥方是醫者經驗結晶。中醫學本身發展的過程即是一定程度上的實證醫學，尤其是經過無數醫家數百年，甚至上千年來的臨床人體實驗、反覆使用，證實確切有效，因而被記載流傳下來的經方、時方等，直接面對疾病（掌握主症、選擇對症的方藥進行加減），以治療各種證候，此為中醫精髓辨證論治的本來面目[3]。從《傷寒論》到宋帝國各式校正醫書，再到明博物巨著《本草綱目》，皆對各種藥方流傳有巨大影響。李時珍（1518～1593年）《本草綱目》不僅是藥學專書[4]，還包含植物學、動物學、礦物學、化學等知識。《本草綱目》刊行後，很快傳入日本、朝鮮及越南等東亞地區，在十七、十八世紀先後被翻成數種歐語節譯本，廿世紀初有日文全譯本《國譯本草綱目》十五冊（1929～1934年）、《新註校定國譯本草綱目》十七冊（1973～1979年）出版。

　　《本草綱目》以宋帝國時期編纂之《證類本草》為底本，全書共

---

[3] 中醫診斷疾病是依望聞問切的結果來辨病及症（辨證），當然也有只辨病不辨證（例如急症或有專病專方），或只辨證不辨病（例如遇到不知名疾病、疑難雜症等）之情況。與西方醫學在診斷上注重「辨病」的方式不同，中醫常強調「辨證」。

[4] 對於李時珍全面性的研究，可參閱柳長華：《李時珍醫學全書》（北京：中國中醫藥出版社，1999）以及香港趙中振教授《說本草》系列著作。

五十二卷，1596年正式刊行。載藥1,892種（其中李時珍新增藥品較
《證類本草》多374種），書中附有藥圖1,109幅，方劑共11,096首，約
一百九十萬字。全書分為十六部（水、火、土、金石、草、穀、菜、果、
木、服器、蟲、鱗、介、禽、獸、人）六十類[5]，每種藥品分列十項：正
名、釋名（確定基原、名稱）、集解（敘產地）、辨疑、正誤（更正過去
文獻錯誤）、修治（炮製方法）、氣味、主治、發明（分析藥品功能）、
附方（蒐集民間藥方）等，全書收有植物藥881種、附錄61種，共942種，
加上具名未用植物153種，總計1,095種（占全部藥品總數58%）。李時珍
將植物分為草部、穀部、菜部、果部、木部五部，再把草部分為山草、
芳草、濕草、毒草、蔓草、水草、石草、苔草、雜草等九類。其旁徵博
引[6]，改進傳統植物學分類法，並糾正前人謬誤處、加入新藥品，李氏並
附上驗方、醫案等。

　　明以後本草著作幾乎都直接或間接受《本草綱目》影響，由《（神
農）本草經》研究熱潮（尊經復古）、《本草綱目》之傳播與研究、《本
草綱目》之分類、編著體例廣為取用等，可見《本草綱目》對明、清藥學
的影響[7]。《本草綱目》相關的衍生作品，如《本草備要》（1694年）、

---

[5]　其中十六部為綱，六十類為目，十六綱「首以水、火，次之以土，水、火為萬
　　物之先，土為萬物之母也。次之以金石，從土也。次之以草、穀、菜、果、
　　木，從微而巨也。次之以服器，從草本也。次之以蟲、鱗、介、禽、獸，終之
　　以人，從賤而貴也。」〔柳長華：《李時珍醫學全書·本草綱目》（北京：中
　　國中醫藥出版社，1999）頁5〕可看出其以水火作為分類起點，次而分類植物，
　　動物安排在植物之後，最後是人。對礦物、植物是按古典五行水、火、土、
　　金、木來分類。

[6]　在《本草綱目》卷一序例，李時珍先對歷代本草進行簡介，再列出其所參之古
　　今醫家書目二百七十六家（除舊本外）和經史百家書目四百四十家（除舊本
　　外）〔《李時珍醫學全書·本草綱目》頁47、頁42〕。

[7]　英國李約瑟《中國之科學與文明（一）》評價李時珍為：「明末最偉大的科學
　　造詣，毫無疑義的是要等到李時珍在1587年所完成的本草叢編——《本草綱
　　目》（1596年出版），方才登峰造極。作為科學家論，李時珍與西方伽利略和

《本草從新》（1757年）、《本草綱目拾遺》（1765年）等，皆流傳廣布。直到廿世紀末，《本草備要》是國家中醫師執照考試命題參考書籍，《本草綱目》為目前醫藥衛生廣告引錄依據[8]。清國北方所廣傳宮廷御纂的《醫宗金鑑》（1742年）、南方民間醫家福建陳修園（1753～1823年）系列著作（特別是針對《傷寒論》、《本草經》有諸多發揮），總結各朝醫藥知識，是清迄今在漢字文化圈裏流傳最廣的醫籍。

　　另一部影響力很大的著作《遵生八箋》，由高濂所著，在1591年（萬曆十九年）初刊，比《本草綱目》晚寫成、但早五年刊行，為養生專著，包含節令養生、花鳥蟲魚、琴樂書畫、筆墨紙硯、文物鑑賞等，全書分八目共廿卷，計有：一、清修妙論箋，摘錄名言確論250則。二、四時調攝箋，分春、夏、秋、冬四卷。三、起居安樂箋，由〈恬適自足條〉、〈居室安處條〉、〈晨昏怡養條〉、〈溪山逸遊條〉、〈賓朋交接條〉等組成。四、延年卻病箋，有〈修養五臟坐功法〉、〈治百病坐功法〉、〈八段錦導引法〉等。五、飲饌服食箋，收錄3,253種飲食和24種日常保健藥方，以及15種專論。六、燕閒清賞箋，寓養生於賞鑑清玩，陶冶性情。其中有〈瓶花三說〉（「瓶花之宜」、「瓶花之忌」、「瓶花之法」），是花藝專著的先河。七、靈秘丹藥箋：收錄醫藥方劑。八、塵外遐舉箋，收錄塵外高隱百人，力求「心無所營，物無容擾……養壽怡生」。

　　《遵生八箋》影響後代最大的，是它轉引收錄並注解冷謙編輯《修齡要指》之八段錦、養生十六宜自我保健法。八段錦有站式與坐式兩套，

魏沙利（Galilean-Vesalian）的科學運動，本來毫無關係，但他在孤立中，一樣可以達到高度的水準，真是難能可貴。」（見李約瑟著，黃文山譯：《中國之科學與文明（一）》（台北：商務印書館，1974，頁278）。

[8] 目前台灣中藥製劑依《藥品查驗登記審查準則》，藥廠所生產之方藥只能以公告之200方基準方、或者固有典籍（《本草綱目》、《本草綱目拾遺》、《本草備要》、《醫宗金鑑》、《醫方集解》、《中國醫學大辭典》、《中國藥學大辭典》）所出之處方為原則。

站式為：雙手托天理三焦、左右開弓似射鵰、調理脾胃需單舉、五勞七傷向後瞧、搖頭擺尾去心火、兩手攀足固腎腰、攢拳怒目增氣力、背後七顛百病消。坐式為：手抱崑崙、天柱微震、托天按頂、牢攀腳心、臂轉車輪、左右開弓、交替衝拳、叩擊全身。養生十六宜為：髮宜常梳、面宜常搓（浴面）、目宜常運（運睛）、耳宜常彈（擊探天鼓）、舌宜抵齶、齒宜常叩、津宜常咽、濁氣常呵、背宜常暖、胸宜常護、腹宜常摩（摩生門）、肛宜常提、肢體宜常搖、足宜常搓、膚宜常乾浴、大小便閉口勿言。

　　清末（廿世紀初）東邦日本漢洋醫整合書籍，對中醫藥理論之解讀打開新面向，此時針對《傷寒論》的系列研究，如《皇漢醫學》，在中、日、韓皆引起廣大迴響；廿世紀中，1950年代起，海峽兩岸中醫藥院校相繼成立，1980年代中國大陸國家中醫藥管理局進行中醫古籍校注（十一本醫藥原典為：《黃帝內經素問》、《靈樞經》、《太素》、《本草經》、《難經》、《傷寒論》、《金匱要略》、《脈經》、《中藏經》、《黃帝三部鍼經》、《諸病源候論》），台灣相關代表著作有林昭庚和陳勇利主編《中西醫病名對照大辭典》（2004）、林昭庚、孫茂峰和李德茂《新編彩圖鍼灸學》（2009）、英文專書（《實驗鍼灸學》）（*Experimental Acupuncturology*, 2019）；台灣《傷寒論》領域方面代表專著，則是姜佐景《經方實驗錄》、朱木通《中醫臨床廿五年》、王逸之《傷寒論博詁》、陳淼和《傷寒論台灣本》系列等。

四、小結

　　醫學之生命在於「臨床療效」，世界衛生組織將醫學分為現代醫學與傳統醫學。傳統醫學存世最悠久者即為中醫，並有完整醫學教育跟醫療保險系統。中醫臨床內涵，包含「湯方內服」及「鍼灸外治」二大主要體系，臨床操作構築於華夏各代典籍。在國際上，鍼灸作為中醫學的重要術式，已引起醫界極大興趣，世界衛生組織已明定鍼灸被證實在減輕

疼痛、放化療所產生之反胃嘔吐、孕期症狀等皆有效，且其副作用非常低。鍼灸對痛證、神經性疾病療效顯著，世界衛生組織亦認為鍼灸和一些中藥的有效性，具有現代科學雙盲實驗的證據支持，因此在2002年5月發表「2002～2005年傳統醫藥研究全球策略」、2013年12月發表「2014～2023年傳統醫藥研究全球策略」，邀請世界各國將傳統醫學納入該國的醫療政策。現代醫學知識載體採期刊為主、傳統醫藥以典籍為中心。古典籍裏所記錄的經驗，對臨床應用有重大啓發。

　　2019年世界衛生組織公告 *WHO Global Report on Traditional and Complementary Medicine*、2022年《國際疾病分類標準第十一版》（ICD-11）納入傳統醫藥篇章，隨著傳統醫藥國際化，將實用性最高的傳統書籍——中醫藥原典——其知識做現代化的闡釋、研究，並由專業人員協助大眾養生知識的構建[9]，是當前產、官、學、研各界努力的課題。

9　楊義明主編：《臨床推理》〔台北：台灣愛思唯爾（Elsevier），2020〕頁22。　臨床上，醫師必須能夠掌握繁複病情的重點與錯綜脈絡的關鍵，留意病情變化及當時的人際互動或環境變數，並且關注病人病況的最重程度或為急性來做適切的判斷與處置。

第六章　漢方醫學養生演變

一、前言

　　約西元七世紀初起，五次遣隋使（600～618年）、廿次遣唐使（630～894年）將華夏文化由中國大陸帶到日本列島，後漢《傷寒論》時代，漢民族醫藥知識開始在日本發展，形成一套「方法論」、「世界觀」和傳統中醫不同的特有體系，是為漢方醫學濫觴。中國醫學則在歷經佛醫、道醫、儒醫之深化後，漸次成為強調今本《黃帝內經》與崇尚經典的泛規範化醫學。

　　江戶時期，西洋蘭方醫學由長崎進入東瀛，創制和製漢語醫學詞彙（神經）的杉田玄白（1733～1817年），以及與約同時期活躍的古方漢醫吉益東洞（1702～1773年）等人，皆撰著大量醫籍，對後世東洋醫學帶來了巨大影響。日本漢醫翻印大量的和刻漢籍，與日醫專書、中國失傳醫典如《黃帝內經太素》、《蝦蟆經》、《經方小品》，十九世紀末，皆由清國駐日欽使隨員楊守敬（1839～1915年）由東京購置後攜往湖北，而今多藏於國立故宮博物院。廿世紀初期，和田啓十郎（1872～1916年）撰《醫界之鐵椎》，並對爾後昭和時期漢方醫學復興運動有重大影響；日本時代，台灣在地醫生黃玉階（1850～1918年）、葉煉金（？～1937年）及「皇漢醫道復活運動」推行人陳茂通（？～1936年）等[1]，使用的是介於日本漢醫與中國中醫間之醫藥，當時亦有不同於今經穴圖的《經穴大圖》（1917年）出版。終戰後，海峽兩岸相繼成立中醫藥院校，中醫學內涵、實踐，再次為之一變。東亞傳統醫藥方術與養生的形塑，就是漢方生藥流

---

[1] 台南許水（生卒未詳）、高雄蔣尚錦（生卒未詳）……新竹簡祖沛等人，則如同黃玉階之弟黃瑤琨、杜聰明等一樣，身為（西）醫師但研究漢醫藥。

變的縮影，梳理此間時空之變遷，知類別、辨層次，有助於理解養生內涵古今之別和應用。

　　當今日常生活使用到的詞彙，如漢醫、藥師、藥劑師、醫師、醫生等，抑或是濃縮細粒（生藥濃縮製劑）的使用，其內涵或多或少有受到日本時代的影響；1958年湖南籍覃勤（1906～1981年）、彰化陳固（1893～1989年）、高雄陳恭炎（1912～1991年）共同在台中創建的中國醫藥大學，為海峽兩岸中醫藥校院之肇始，台灣中醫藥之代表人物多出自中國醫藥大學教師與畢業生[2]。現今傳統醫藥的形塑，實受日本漢醫與中國中醫影響甚鉅。

二、華夏傳統醫學在日本

　　南島語系之源台灣，四面環海，原有在地原住民族醫療系統，在歷經荷治[3]、南明鄭治、清帝國統治、日本時代，一路到現代，中、日兩國

---

[2] 漢醫是融合中日傳統醫學的新詞彙；藥師一詞由佛書而來；藥劑師一詞由日本翻譯德國生藥學而來，是近世紀的產物；醫師原先在《周禮》為醫療人員官職，明治維新之後專指西醫，醫生指中醫，起初各有褒貶之義，現今已淡化為中性詞彙；日本時代藥種商相當於今俗稱之中藥行；濃縮細粒（生藥濃縮製劑）為台灣許鴻源、顏焜熒先生等移植日本的藥品製劑技術。明治後期日本漢醫幾乎滅絕，但順勢在1895年日清甲午戰爭後南進台灣，影響到民間直至今日猶有痕跡。關於日本時代漢醫相關事項，可參閱如周珮琪、陳光偉、林昭庚：《日治時期的台灣中醫》（台北：國立中國醫藥研究所，2011）；賴郁君：〈日治時期的台灣漢醫藥〉（台中：國立中興大學歷史所博士論文，2013）；陳淼和：《醫界之鐵椎譯註附醫論》（台北：集夢坊，2016）頁584到592；魏嘉弘：《日治時期台灣「亞洲型霍亂」研究》（台北：政大出版社，2017）。

[3] 大航海時代流行於西歐的畫作（下圖，荷蘭作家蒙塔努斯Arnoldus Montanus繪於1671年），描述台灣有獵人頭土著，引起西方想來台灣傳教、醫療的動機。

之傳統醫學[4]一直深深影響台灣。而民間的漢留（天地會）系統，則是存在於武館、宮廟，相關資料屬於海洋醫學範疇。日本傳統醫學在江戶時期

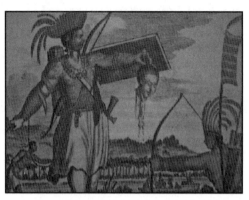

（Credit: publicdomainreview.org，檢索日期 2022 年 4 月）

除殖民主義外，教化與醫療亦是西方來台動力。1625年荷人占領台南安平，研修法學、醫學之宋克（Dr. Maarten Sonck），是史上記錄第一位進入台灣的醫師。1632年荷人在赤崁社土地建熱蘭遮城（Zeelandia），漢人稱「紅毛城」或「大員城」。荷人在南部發展時，西班牙人占領台灣北部，荷蘭軍隊、牧師和醫者在台灣西部平原和南部與原住民協議，承認荷政府及納稅，並信仰新派基督教。荷蘭時期台南居民以平埔族人為主，較南部與山地為排灣族，醫學尚不發達，高雄地區盛行原住民巫醫與巫術（直到日本時代）。台灣住民相信疾病是由於死靈作祟所引起，因此，生病時常請女巫去除病因。回顧現有資料發現，平地原住民族祖先們在面對死亡的恐懼和疾病的挑戰中，依其對超自然信仰，發展了一套相沿已久的醫病觀念和去病術，企圖以儀式、咒語迫使風雨寒熱（六淫）和動物莊稼惡靈聽命就範。漢族民間道教科儀亦頗類似。荷蘭東印度公司占領南台灣時，極力從事殖民的各項工作，其中包括基督教傳教士宣教與醫療，惟教會未能扎根在地化，以致荷蘭人撤離後，宗教與西方醫療也消失，所有資料幾乎銷毀殆盡或送回荷蘭，當時古荷文檔案資料大部分置放於今荷蘭國立博物館（Rijksmuseum）。北台灣現代醫學，則由1872年3月9日抵達淡水的馬偕（Dr. George L. MacKay）傳道開始發展。

[4] 世界衛生組織將醫學分為兩種，一是現代醫學、二是傳統醫學。其中，傳統醫學有三個分支：中醫學、印度生命吠陀、優那尼醫學。此處「傳統醫學」是指一般俗稱之「中醫」。

（1603～1867年）發展到達高峰，不僅吸收華夏中國醫學，更在西洋荷蘭醫學大舉傳入東瀛時局下，與之分庭抗禮，漸次發展出融合「華夏古典中醫」與「日本傳統和醫」而有自身特色的漢方醫學。十九世紀末明治維新後西洋醫學勢力抬頭，漢方醫學退出官方舞台，轉往民間發展[5]。時值1895年清日甲午戰爭，日本本島漢方醫師群逐漸次往新領土台灣島發展。江戶時期以來，正式的醫籍多以漢字書寫，民間漢醫與日本帝國南進殖民地中的台灣，有文字相通的特點（朝鮮半島是諺文與漢字夾雜，直到1986年全面去漢化、廢漢字），時任台灣總督府醫專助教授的丸山芳登（1885～1959年）回憶（《日本領時代に遺した台灣の醫事衛生業績》）裏有記述來台與醫學相關者，包含（西醫）醫官、也有許多不得志的民間漢醫師。

　　一般認為東亞傳統醫學以中國黃河流域為發端（鍼灸治療或為中國大陸南方新石器時代興起、與刺青同源的醫術），中、日兩國傳統醫學交流，可追溯自公元552年中國梁元帝贈予日本《鍼經》，562年日本第二十九代欽明天皇攻打高麗，將出使當地的中國吳人智聰（生卒未詳；中方記為知聰）擄回日本，並把《明堂圖》及其他醫書，共計有一百六十卷，經由朝鮮半島帶到日本。智聰溝通起日、中兩國醫藥交流之始。

　　日本第一次遣隋使小野妹子（生卒未詳）於607年帶回《四海類聚方》，共計三百卷，此書今已亡佚，總計日本官方遣隋史共出使中國五次。608年天皇派遣倭漢直福（生卒未詳）至中國習佛、儒學，並帶回醫藥。614年惠日（生卒未詳；日本第一批外來醫師，乃高麗人德來、金波鎮等人。德來的五世孫為惠日）隨第三次遣隋使來華習醫，623年帶回《諸病源候論》等醫書，並得賜姓「藥師」，是為藥師[6]惠日，其後賡續

5　這段故事詳情可參閱陳昭宏：《日治時期台灣皇漢醫道復活運動》（台北：政大出版社，2017）。

6　一開始「藥師」一詞是佛名，即藥師琉璃光如來（藥師佛），本意為積極拔除世間一切苦厄之如來，不僅僅是用藥治病；「藥劑師」則為明治維新時期，東京帝國大學博士柴田承桂（1850～1910年）從德文「Apotheker」翻譯成的「藥

於630年、654年遣唐，日本共派遣過廿次遣唐史出使唐帝國。漢帝國《傷寒論》時代的漢民族醫藥知識，透過遣唐使帶到日本，開始在東瀛發展，形成一套「方法論」、「世界觀」和傳統中醫學不同的特有體系，是為日本漢方醫學濫觴。中國中醫則在依序歷經唐代佛醫與道醫、宋代儒醫、明代醫儒深化影響後，逐漸成為強調《黃帝內經》與崇尚醫經、經方經典的泛規範化醫學[7]。

第四十二代文武天皇大寶元年（701年），仿唐帝國典章，頒布《大寶律令》，含律六卷、令十一卷，其中〈醫疾令〉參考唐醫制，首先在日本皇宮內實行醫學教育和診療。此法令於702年開始實施，為日本最早醫事制度。《周禮》「食醫、疾醫、瘍醫、獸醫」的分野，是日本模仿「醫師」[8]的開始。710年天皇定都平城京（今奈良市西郊）。733年日本榮叡（？～749年）、普照（生卒未詳）入唐帝國，留滯十年後，邀請鑑眞（688～763年）東渡。743年鑑眞渡日，先後歷經連續五次失敗（第五次東渡途中於揚州失明），最後在753年十一月（第六次）出海，與第十次

劑師」一詞，台灣沿用藥劑師一詞，直到1979年將《藥劑師法》更名為《藥師法》，才定名為藥師一詞。日本目前持續使用「藥劑師」。

[7] 陳淼和教授2017年3月19日於大台中國醫節專題發表：〈中醫應與易學、五行、經脈學說無關，兼論ICD-11 TCM分類商榷〉。陳文已考證完畢、明確指出揚雄首開五行類比。我們另外透過文獻回顧發現略早於揚雄（B.C.53～A.D.18）的董仲舒（B.C.179～104），首次將陰陽與五行兩套學說合一，強調位階次序，董氏著作強調陰陽勝過五行，其〈如天之為〉云明陽陰、入出、實虛之處，所以觀天之志，辨五行之本末順逆小大廣狹，所以觀天道也（見於蘇輿《春秋繁露義證》〈天地陰陽第八十一〉）。董仲舒以宇宙秩序推論人事秩序；揚雄進一步類比到人體解剖。

[8] 醫師一詞後來被日本帶到殖民地，專指西醫；醫生則是中醫；口腔醫生為牙醫。今天醫師、醫生已無分別。而中世紀的歐洲，醫師專指內科醫師（Physician），外科醫師（Surgeon）與理髮師（Barber）原為同一職業，理髮師會兼職執行外科放血、拔牙，十九世紀開始歐洲外科醫師才與理髮師分開，與內科醫師合為醫師（Doctor）一職。

遣唐使吉備眞備（695～775年）等人，同年十二月廿日成功東渡日本，抵達薩摩（今鹿兒島縣）並開始傳授佛法與醫藥，鑑眞受尊為日本醫藥與律宗始祖。律令制度繁榮鼎盛之奈良時期，結束於784年，天皇遷都至長岡京（今京都府長岡京市）。

　　平安時期（784～1184年），第五十代桓武天皇為了脫離奈良保守勢力，先是下令遷都長岡京，十年後再將都城遷至平安京（今京都府京都市），此時唐醫制仍續存。由於大批留學中國大陸的遣唐使返回日本，中醫藥在日本更加興盛，新典籍也不斷出現。這類新書主要是從華夏中醫書裏做摘要、改編後，以漢字配合假名出版。其中，在《千金要方》傳日後，宮廷侍醫丹波康賴（912～995年）仿該書體例撰作《醫心方》（いしんぽう），全書共卅卷（成書於982年），於永觀二年（984年）十一月呈獻給第六十五代花山天皇私藏，是日本目前現存最古醫學全書。「中醫學」在日本開啓了自身面貌與特色，結合日本原有傳統「和醫學」，進而產生「漢方醫學（かんぽういがく）」，即具日本特色、而承繼華夏漢帝國以來各朝代的傳統醫學。日本漢醫等相關典章多循唐制，韓國則是明制。

　　武家勢力抬頭後[9]，平安時期終結，進入鎌倉時期（1192～1333年），寺院開始在各地普及並開始從事醫療行為，「中醫」在此時更加廣泛傳播。時值中國遼金、宋帝國時期，大型醫書如《太平聖惠方》、《聖濟總錄》等，持續舶來東瀛。今所見重要大型醫書被手抄摹寫帶到日本後，躲避中國戰禍，醫藥典籍如《太素》仁和寺本[10]、《聖濟總錄》聚

9　德川幕府並非開創幕府的第一人，創立幕府制度的是源賴朝，當時日本身分制度相當嚴苛，由天皇與貴族組成之公卿來統治日本。皇室與貴族互相通婚，生太多子嗣之天皇，也將不能繼承皇位的後代降為臣下、賜其姓氏，讓其替皇室效勞；隨著時間演進，一些具有些許皇室血脈的中下層貴族，拋棄舞文弄墨公卿生涯，或成為軍閥操持刀槍，各有山頭。在貴族群內鬥中，天皇逐漸號令權旁落，威信一落千丈。

10　鑑眞與吉備眞備帶《黃帝内經太素》至日本。清國駐日公使隨員楊守敬

珍本[11]均藏於日本。日本雖朝代更迭，惟其多尊萬世一系之天皇，藏於宮廷、寺院裏的醫藥典籍多未受毀傷，而醫藥大權多由朝廷醫官與僧醫掌握。

十四世紀室町時期（1333～1568年）起，日醫多西漂中國大陸習醫，回國後陸續在東瀛醫界發揮影響力，如1498年攜帶醫書返日的田代三喜（1465～1537年）。室町末期，大量醫藥文獻和藥品透過海路運往日本。田代三喜之徒曲直瀨道三（1507～1594年）在替織田信長（1534～1582年）看診後，建立醫塾啓迪院教導後進[12]，將醫藥由宮廷醫、僧醫圈帶往民間。起先日醫多為特權階級服務[13]。田代三喜、曲直瀨道三屬於一脈相承的同門譜系，其追隨者甚眾，弟子群大多成為當時名醫。一直到江戶前期，崇尚金、元醫學的道三流主導醫藥話語權，從而形成日本漢方醫學第一支學派：後世方派；從此完全開啓中醫日本化。

趙開美翻刻宋本（傷寒）《仲景全書》於1599年刊行，趙氏集合影

（1839～1915年）出使日本時，自東京購入此版本，共廿三卷（缺第一、四、七、十六、十八、廿、廿一，共七卷）。蕭延平（1860～1933年）以此為底本，校刊成《太素》蘭陵堂本（或稱蕭延平本）。日本大阪オリエット（東方）出版社《東洋醫學善本叢書》收載影印仁和寺古鈔卷子本，又增加後來新發現的二卷（第十六、廿一卷），共廿五卷，是目前所知最為完善的《太素》版本。2007年李雲、錢超塵校《黃帝內經太素新校正》；2017年左合昌美校《黃帝內經太素新新校正》第四版，皆以仁和寺本為底本。

11　《聖濟總錄》為宋徽宗趙佶敕纂，共二百卷。現存該書最早刊本為元代大德閣重刊本，以大德本為底本的最完整古刊本是日本江戶醫學館木活字《聖濟總錄》聚珍本。2013年鄭金生、錢超塵、犬卷太一校《聖濟總錄（點校聚珍本）》（北京：學苑出版社，2013）。

12　可參閱山田光胤：〈日本漢方醫學の傳承と系譜〉，《日本東洋醫學會雜誌》，46卷4期（1996），頁514。

13　事實上，東、西方「專門職業技術人員」早先皆同為貴族服務。如音樂家貝多芬（Ludwig van Beethoven, 1770～1827）在開始獨立賣譜、指揮謀生前，西方音樂創作多是為了教會與皇室所服務的。

刻宋《傷寒論》，合成無己注解、《金匱要略》、宋雲公《傷寒類證》，將四書編成《仲景全書》。此《傷寒論》原經北宋治平二年（1065年）高寶衡、孫奇、林億校正後，呈報朝廷奉旨鏤版施行的大字本《傷寒論》（1066刊）。而後北宋元祐三年（1083年）刊行小字本，趙開美以此為底本，翻刻自稱宋版《傷寒論》，此名延續至今。翻刻畢，小字本亡佚，今已無名實相副宋本原論，只有趙開美翻刻《傷寒》，是為趙刻宋本。日本安政三年（1856年）堀川濟據趙開美本《翻刻宋版傷寒論》（共748條條文、397法）重新刊印，稱《明趙清常本傷寒論》（山田正珍標出408條文；日醫以山田正珍與中西深齋的著作《解析經方原論》最精）。1659年，日刊《仲景全書》出版。1668年《翻刻宋版傷寒論》（小字本）在日本出版，銷量極大〔《翻刻宋版傷寒論》據錢超塵等人研究[14]，以安政三年（1856年）本為最善，世稱安政本《傷寒論》。清帝國末期惲鐵樵（1878～1935年）引入中國之版本即為安政本〕。此時因改良後的整版印刷取代了來自朝鮮的活字印刷，印書速度更為快速，醫書印行增多，以京都為中心的出版業開始走向商業化；又因為整版書印行快速，訓點、批注容易，各派醫家皆可在中醫典籍上以己意發揮。漢方醫因此前後陸續興起三大派別：後世方派、古方派、折衷派。

---

14 可參閱錢超塵：《傷寒論文獻新考》（北京：學苑出版社，2018）。在傷寒學發展之際，江戶時期的貝原益軒（1630～1714年）《養生訓》是當時最暢銷、重要的醫藥養生書。早先貝原氏專精朱子理學，所以世人多半以儒者視之。貝原氏閱讀中國醫書、本草書、植物圖錄等書籍，並且每天詳細記錄相關的閱讀心得，以及服藥效果等。每天記錄各種身體變化與服藥、用藥情況的養生法，是「記錄式健康法」，也就是「讀書長知識，記錄保健康」，督促自己的生活規律有度，貝原氏另有編輯一套《大和本草》廿一卷。《養生訓》的重要養生原則：一、養生最基礎在於「心氣」培養，務必要心和氣平（心を和にし、気を平らかにし）。二、每日晚飯後，宜行三百步左右。三、吃熟食、熱食，不吃「生冷堅硬」食物，養護元氣。四、記錄體重、病情。五、己身非私物，是天地父母之恩，所以維持生命，得享天年。六、家庭夫妻相處，要有敬愛心，夫婦皆圓滿，方能養生。

後世方派以明代御醫世家龔庭賢（1522～1619年）《萬病回春》為宗，兼以金、元時期李（東垣）朱（丹溪）醫學融合；古方派推崇《傷寒論》、《金匱要略》，反對空談五行生克，一切講求證候處置、臨床實效；折衷派依序可分為三支，先是醫籍考證派，次為漢蘭醫學折衷派，最後是後世方古方（經方時方）折衷派。

後世方派代表人物有田代三喜、曲直瀨道三；古方派代表人物有吉益東洞（1702～1773年）[15]、吉益南涯（1750～1813年）[16]；折衷派代表人物，考證——江戶醫學館多紀家族、伊澤家族[17]，漢蘭折衷——山脇東洋（1706～1762年）[18]、杉田玄白（1733～1817年）[19]、華岡青洲（1760～1835年）[20]，經方時方折衷——尾臺榕堂（1799～1870年）[21]。

---

[15] 研究吉益東洞的撰著相當多，較完整而全面的成果可參閱寺澤捷年：《吉益東洞の研究》（東京：岩波書店，2013）。

[16] 可參閱陳麒方：〈吉益南涯氣血水辨證介紹暨其思想初探〉，《中醫藥研究論叢》，18卷1期（2015），頁131到144；陳淼和：《醫界之鐵椎譯註附醫論》（台北：集夢坊，2016）頁424到441；賈春華：《日本漢醫古方派研究》（北京：中國中醫藥出版社，2019）頁1到99。

[17] 可參閱陳麒方：〈多紀元簡鍼灸學術思想研究〉，《中醫藥研究論叢》，16卷2期（2013），頁31到52。

[18] 約1756年京都醫官山脇東洋在官方許可下解剖死囚屍體，1759年將人體解剖繪圖輯錄撰成《藏志》，此書訂正古籍錯誤，為日本最早的實驗醫學書籍，內容上指出漢醫五臟六腑說之謬誤，不僅引起漢方醫家注意和研究興趣，更成為近代東方解剖學之先聲。吉益東洞行醫之初，即是在京都得到山脇東洋的讚賞與推薦，開始嶄露頭角。

[19] 創制和製漢語醫學詞彙：神經（神氣之經絡）、健康、解體、解剖、過敏（過覺敦敏）等。日醫在清末民初期間，陸續使用「和漢醫學」（1881年）、「東洋醫學」（1892年）、「東亞醫學」（1938年）等稱呼。

[20] 可參閱松木明知：《華岡青洲と麻沸散》（東京：眞興交易醫書出版部，2008）。

[21] 吉益東洞再傳弟子，參與「皇漢醫學」一詞的創立。可參閱橫田觀風：《訓注尾臺榕堂全集》（東京：日本の医学社，2010）。

　　古方派吉益東洞重視傷寒原典腹診。相對於當時《診病奇侅》主流腹診，古方派的腹診則是屬於小眾。但古方派腹診是依據論中條文而驗得於臨床；內難派主流腹診則係由多由易學羼入虛擬而得，不符生理，非關臨床。張永賢、周建木、陳淼和等人已考察得仲景之學不講五行，不用臟腑辨證。稻葉文禮於1787年手寫《腹證圖彙》，1801年修訂刊為《腹證奇覽》（後篇於1809年增補）。門人和久田寅（號叔虎）受師之託，而於1809年刊《腹證奇覽翼》兩篇，1853年叔虎去世後，另刊出第三、四篇。《腹證奇覽》與《腹證奇覽翼》雖被歸為古方派的腹診代表作，但是書中加入許多與臨床沒有直接相關的內、難經派別腹診假說。如《素問·脈要精微》：「尺內兩傍，則季脅也，尺外以候腎，尺裏以候腹中⋯⋯。」在論述講尺膚之診，稻葉氏誤認為作腹診。《靈樞·論疾診尺篇》也被其訛作腹診依據。

　　吉益東洞為古方派腹診專家，其說引起醫家臨證再度重視腹診，其貢獻甚大。日醫解「支」為「脅」的部位。觀《素問·五藏生成》：「⋯⋯青脈之至也，長而左右彈有積氣在心下支胠，名曰肝痹。」可得知心下、支、胠為三個部位。即「支」為部位名稱。胸部正中線而居鳩尾（胸骨劍突）下的凹窩稱為心下。心下痞滿即毒邪平滿此凹窩而阻隔氣機。正面齊鳩尾線以上至鎖骨的長方形區域稱為胸。心下沿假肋向兩側分開（第十肋骨下）的八字形凹陷帶稱為支，其仿如樹木分支而名。胸部左右兩側與手臂相連的內窩稱為腋窩，腋窩直下至腰部之間的區域統稱為脅，其骨頭統稱為肋。脅通脇字，肉字旁、另由三個力字組成，隱含很多肋骨之意。脅下處稱為胠。胸部的肋間空隙被毒邪平滿稱胸滿，身側脅部的肋間空隙被毒邪平滿稱脅滿，八字形凹陷帶被毒邪平滿稱支滿。《金匱要略》苓桂朮甘湯條文「胸脅支滿」其即胸滿、脅滿、支滿三者皆被毒邪（水邪）所平滿之意，往往需透過醫師方能診得，病人或不自覺，或誤認為正常態。日醫腹診多忽略病人肌膚的溫度，這是讀其書時需注意處。臨床上或手足溫暖而有裏寒者，醫師以手掌心探病人肚臍與下腹部之溫度多可辨別而得其真章，其有助鑑別病勢的陰陽趨向。

三、腹診

　　腹診時，醫師可順便以掌心去診病人足趾溫度，有助於厥病之診斷。鳩尾一詞於《脈經》，另正確應作龜尾，按鳩字上古音讀龜音而與龜字通假。東晉漢傳佛教著名的比丘譯師鳩摩羅什（Kumārajīva，334～413年），其鳩字對應Ku的音譯。鳩屬鴿類，常常發出「ㄍㄨ、ㄍㄨ」的聲音而名鳩（ㄍㄨ，河洛音）。台灣俗稱斑甲，其尾端呈扇形狀，不符骬骨（即胸骨劍突）下端之斷陷狀。龜尾一詞是形容骬骨下端有如烏龜尾巴呈斷然下陷狀，故不應稱為鳩尾。

　　臨床診療時，醫師與病人心平氣和為首務。緊張則氣結，嬉笑則氣散，歹念則氣壞，憤怒則氣亂。腹診時病人平躺，雙手與雙腳自然伸直。醫師站在床側（左右皆可），在雙方皆自然放鬆狀態下來行腹診。男醫師如面對女性患者，必須有女性護理人員等陪同，以緩和病人情緒，另一方面也可免於醫療糾紛。

　　有關於診斷的醫學經典，對於脈診的論述少於腹診，但目前教材較少談及腹診。關於腹診具體操作，簡述整理如下：請病人掀衣，先望診全腹外觀，整個腹壁凹陷或大腹凸起。肚臍有無臍垢、發霉？肚臍下緣有無低垂下陷（疾病發展趨勢多屬於朝陰發展）。判斷腹皮亮澤滑潤（水邪）與有否水腫，或枯濇晦暗（多有血邪），有無濕疹、乾癬皮膚病等異常狀態。

　　醫師以掌心輕按病人肚臍以診測溫度，然後用拇指與食指輕捏肚臍周圍的皮膚，能分離捏起如鼠皮狀者，代表其證候屬偏陰。併指按悸動，腹主動脈等悸動病人或可自覺，但多數不知，必須靠醫師診得。心下悸有屬水邪者為小青龍湯、苓桂朮甘湯、真（玄）武湯。心下悸有屬氣邪者為桂枝甘草湯、或加龍骨牡蠣等。心動悸者為炙甘草湯；心中（膻中穴處）悸而煩者為小建中湯；臍下悸者為苓桂棗甘湯。

　　醫師併指按壓左右腹與少腹，先輕後重，診斷有無壓痛點或呈條索狀痛者。再讓病人彎腿屈膝，重複按之，如此可診得較深層部位。按a點而只有a點痛者多屬血邪；按a點而擴大呈A點痛者血邪業已積久。按a點

而痛連b點者血邪為主兼有氣邪；按a點不痛而b點反痛者氣邪為主兼有血邪。按a點有抵押感但不痛者，可考慮芍藥甘草湯；病人或打嗝排屎氣者，則多屬氣邪。

經方原典論述之胸脅苦滿，指病人為胸滿與脅滿所苦之狀，屬於病人自覺。即胸脅整個悶脹不適而呼吸不順。胸滿、脅滿者或為他覺，即必須透過醫師診斷才能夠察覺。龜尾穴下凹處正常狀態呈空虛陷狀，此凹陷處浮起而有抵壓感者曰心下痞，為附子瀉心湯。心下痞而按壓痛者，曰心下痞堅（隋避諱楊堅改為鞕字），為桂枝人參湯。完全浮起塞滿凹陷處者曰心下滿或心下（痞）滿，為旋復代赭石湯以及三瀉心湯。心下痞而按壓反軟者曰濡，為大黃黃連瀉心湯。心下痞堅滿而引脅下痛為十棗湯。大腹脹滿而扣擊有回音者，屬水邪者為五苓散、厚朴生薑甘草人參湯。屬氣邪者為大柴胡湯（去大黃），三湯皆為治外感方。承氣湯證腹部必有痛點或條索狀壓痛，桃仁承氣湯兼見血症而可鑑別。又苓桂味甘湯、苓桂棗甘湯等逆氣上衝者，趺陽脈必浮而有力，相對寸口脈沉而無力（常態下寸口脈強過趺陽脈）。

上述為腹診[22]概要。腹診與脈診都會碰到四肢，平人同側寸口脈會強

---

[22] 日醫賀川玄迪《產論翼》所收錄的〈按腹〉一章為迄今最完備的腹診總論專文之一，內容如後：此婦人孕三四月際善用此。乃必得其腹內鬱氣大散。脈絡調理。而惡阻之患。亦得速除矣。其餘不問老幼男女諸病。兼用之。其益不少。且此為產科所用諸手法之本源。諸手法皆由此而生。故凡欲通產科之諸術者。此不可不最先練習熟慣也。其用手之法。凡七。凡欲施此術者。先令其婦人仰臥。醫須就其左邊。以左膝頭抵承其髀樞。少帶推壓之意。以令不得移動。然後先用兩手。於婦胸腹。左手覆安心下。右手掌當婦胸間。以候其虛里之動消息。須臾始入按腹之術。其初第一手法。先以左手掌安心下。右手分排指頭。從膺上至心下左右。捫循其肋骨之間。漸下至心下。左手視右手之捫循下亦逐勢漸次下迄臍下。而安住焉。次第二手法。左手仍安臍下。而用右手食中無名指頭。從鳩尾沿季肋。向右脅下章門強按下之。又用右手大指頭。從鳩尾向左章門強按下之。左右各三遍。作之次。第三手法。左手仍安前處。而用右手大次指。從鳩尾分夾任脈。迄臍下強按下之。三遍。次第四手法。醫先聳腰

過趺陽脈，是證候變化趨勢的重要判斷依據，著者曾於高鐵急救成功，即以此判斷。

　　2015年3月，當時坐高鐵從台北到台中，過新竹站時，廣播「第九車廂需要醫護」，著者從第四車廂往後移動，到第九車廂時，現場有六位醫護相關背景人士。一名60多歲已婚男性偕同妻子南下，平常吃血壓藥過新竹站後突感不適，車上血壓計測得78/42 mmHg、心跳40；冷汗直流。現場給予喝果汁補充糖分，並讓其於三連椅躺下。因在場無相關直接科別，且自動體外去顫器AED是針對已經昏厥者，因此無法上陣，沒有西醫工具藥品可處置。在這類特殊時刻，中醫有其優勢。當時著者掐該個案人中有反應、趺陽脈僅略於寸口脈（兩者尚未大逆差），候其氣尚未離絕，因此先抓心脈極泉與肺脈中府、同時掐肩頸，再以線灸（符合〈血氣形志篇〉「病生於脈，治之以灸刺」）點刺人中及百會，還有手心與手腕

將左手以其指頭用力覆拘婦人右章門邊。右手食中無名三指頭。用力沿右季肋推進。向其右不容穴而強按之。左手卻逐其勢拘勒腹皮。而舉提之。又將左手仰拘其左章門邊。右手大指頭。用力沿左季肋推進。向其左不容穴而強按之。左手如前。逐其勢拘勒腹皮。向外而舉提之。各三遍。次第五手法。兩手中食指頭。斜相向婦人右小腹上。而其八指頭。皆用力按住而拘搣向內。復用兩大指。相向從左小腹上起。指頭用力按住推送向外。作之三遍。勢若搖櫓之狀。次第六手法。醫臨豎左膝。聳身將兩手從婦人兩脅。向其背後。以其兩指頭分夾其脊骨第十二三椎。按抑之。使指骨節間有聲。而下至十六七椎邊。兩手如擁抱狀。而舉提之至章門邊。兩手用力束勒。向腹前相聚。作之三遍。是時醫宜面婦人。下部而坐。而當其舉提之時。挼腰以頭反顧。卻面婦人上部。次第七手法。用兩手食中無名指頭。用力當任脈左右幽門穴。迭換徐徐按之。沿季肋而下至不容至章門。漸漸按下。已上凡七法。其用手。須著實為之。不可倉卒為之。倉卒則無功矣。凡第四第五等用手法。切不可倉卒。使腹皮牽急。先須每於指下。微鬆其腹皮。以使有餘裕。然後復徐取引之前。乃得其無牽急之患。以上典籍原文來自國軍花蓮總醫院林品銓醫師建構之「中醫笈成」（ji-cheng.tw）資料庫。林醫師「中醫笈成」資料庫為國內最詳實的中醫典籍參考資源。

一圈（馬王堆出土醫書「當還而久（灸）之」）兩分半鐘後，血壓計測得120/79 mmHg、心跳68/min；流冷汗停止。下車後，高鐵站護理師檢測狀況一切正常。任何一種醫學皆非百分之百可處理生了病的人，醫者的使命是盡力從各種面向切入，解決問題。探討古典籍實作，可以應用於臨床，此與現代科學論文需有文獻回顧的精神相通[23]。

四、小結

東亞的傳統醫學是有密切交流的，約西元七世紀初起，五次遣隋使（600～618年）、廿次遣唐使（630～894年）將華夏文化由中國大陸帶到日本列島，後漢《傷寒論》時代，漢民族醫藥知識開始在日本發展，形成一套「方法論」、「世界觀」特有之體系，是為漢方醫學濫觴。後來出現《醫心方》與《萬安方》等重要漢文和醫典籍。在漢帝國時期就開始，經過兩晉南北朝至元帝國中期，朝鮮頻繁聘請中國醫者至本國從事醫療活動與教學，同時多次派遣醫生往華夏求教；在大量收藏翻刻刊印醫學典籍基礎上，1445年成書的《醫方類聚》為朝鮮醫學中篇幅巨大的古籍，是

---

[23] 特殊狀況密閉載具的緊急醫療使用並非常態，傳統醫學不需要高科技精密設備與電力需求，有一定的介入空間。

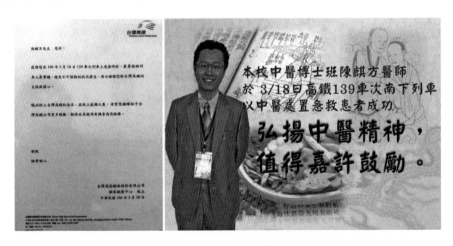

朝鮮醫學集大成者，重要性與日本《醫心方》相同。江戶時期，西洋蘭方醫學由長崎進入東瀛，創制和製漢語醫學詞彙（神經）的杉田玄白與約同期活躍的漢醫腹診大家吉益東洞等人，皆撰著大量醫籍，對後世東洋醫學帶來巨大影響。日本漢醫翻印許多和刻漢籍，跟日醫專書、華夏失傳醫典（如《太素》、《蝦蟆經》、《經方小品》），十九世紀末，皆由清國駐日欽使隨員楊守敬向森立之等人由東京購置後，攜往湖北，經過世界大戰之太平洋戰爭期間醫書遷移，今多藏於台北國立故宮博物院。日本時代重視的腹診實作、民間天地會漢留系統武醫[24]，皆與後來傳統醫學主流所強

---

[24] 如骨科名家盧文瑞醫師骨折的基本知識教學：

骨折的原因有兩類，一類為意外創傷暴力能量所造成的骨質完整性破壞，稱為「外傷性骨折」，這是平時最常見的骨折原因；另一類是由於全身疾病的影響或骨骼本身局部的病變引起的骨折，又成為「病理性骨折」。

外傷性骨折依據暴力作用方式的不同，又分為四種：(1)直接暴力：擠壓性，壓砸、碾壓、棍棒打擊、與地面或物體碰撞。易合併骨折周旁的軟組織創傷腫脹血腫。(2)間接暴力：包括傳達暴力、扭轉暴力以及槓桿作用力三種，暴力一般作用在遠離骨折端的其他部位上，透過骨關節與肌肉或韌帶的傳導，造成遠離作用力點一定部位的骨折，很多為骨質的薄弱點或應力作用的交叉點，可分為斜形骨折、螺旋形骨折、撕脫性或壓縮性骨折。(3)肌肉牽拉，由於肌肉強烈收縮而產生較大的牽拽力所造成的骨折。例如，投擲運動令肱骨下1/3的螺旋形骨折，跌倒時股四頭肌強烈的收縮導致髕骨骨折；過度猛力伸展肘關節，由於肱三頭肌強烈收縮，導致尺骨鷹嘴突的骨折。(4)持續過勞損傷，又稱疲勞性骨折。長時間從事某一種活動，例如長途步行健行，容易造成第2、3蹠骨以及腓骨幹下1/3處疲勞性骨折。

病理性骨折多在輕微外力作用下，甚至沒有明顯外力的作用就造成骨折，因為肌肉收縮而發生，由於外力輕微，局部腫脹、部位變形畸形等體徵較外傷性骨折輕微，所以診斷有一定難度。病理性骨折最重要的是要進行病因診斷，同時要藉助體檢、實驗室檢查、X光檢查。常見的病理性骨折病因有：骨性感染、骨髓炎、骨囊腫或良性腫瘤、惡性腫瘤、先天性骨生長缺陷、骨質酥鬆、畸形性骨炎、血液疾病、骨寄生蟲等疾病。

盧醫師曾經有一位癌末的中高齡患者，某天早晨起床感覺右上臂（肱骨）疼痛

調規範化五行假說等論述不同，重視這些實務的學理，才是對於傳統醫藥養生的正確認知。此外，東亞各民族也都會利用生活常見的物質，如以水為媒介，利用水溫、浮力、壓力、衝擊力（或所含的特殊化學成分，如溫泉）等對人體產生作用的沐浴法，是為水浴，可以清潔皮膚、調節體溫、消除疲勞。重視實務之學問、善用生活常見物[25]，是養生的基本通則。

無力，印象中沒有任何受傷病史、局部沒有腫脹只是痠痛，整個人表現虛弱無氣力，經過理學檢查以手觸診，發現到其上臂軟趴趴，整隻肱骨幹會晃動，立即請他去檢驗所拍片影像檢查，發現他的肱骨整個如安全玻璃被敲破狀，呈網狀粉碎性骨折，這是由於病人十多年前的甲狀腺癌病史，之後轉移到骨骼所致，屬於病理性骨折。2022年國醫節大會，行政院長公開感謝五十多年前替其接骨的盧虎醫師，即為盧文瑞醫師之父。

[25] 正常人體之所有肌肉，在收縮、舒張過程中，都在體內沿縱軸幅度不同地伸縮滑動，並牽動著其他組織移動，或這些軟組織之某一點、某一部分發生黏連，肌肉和其他軟組織便不能在體內自由伸縮活動，造成體內動態平衡失調，導致生理功能障礙，同時牽拉、擠壓神經，引起痠、麻、脹、痛等自覺症狀。結疤和黏連往往堵塞循環通道，導致局部肌肉萎縮和腫脹，如在較大範圍結疤，使某些肌肉、韌帶擠壓和變粗、變短、變硬、彈性降低造成人體外觀畸形。臨床上從結疤的軟組織病理切片檢查，因為為透明樣變性缺血，而被稱為缺血性炎症，可見以前並未將黏連、攣縮和結疤作為主要病理因素，而是將炎症作為主要病理因素，因而於治療之方法上有差異。在一個較複雜之疾病中，都存再著兩種或兩種以上之矛盾，針對不同矛盾採取不同之治療方法，才能將疾病治癒。如治療畸形癒合的陳舊骨折、韌帶、肌肉、神經和血管互相結疤黏連是一種矛盾，畸形癒合骨骼亦是一種矛盾，前者可用鍼灸治療，後者需用服藥、調整骨架治療。骨折移位又是一種矛盾，必須用正骨手法治療，並用外固定器固定。出血、水腫或夾雜風濕等症，要配合服藥處理，局部肌肉隱動，強性較差，則必須配合按摩，這些複合性矛盾狀態就無法單純使用單一養生法水浴泡湯、動功來處理，鑑別養生與治病的疆界，是相當重要的認知。

第七章　近現代台灣的醫藥養生演變

一、前言

　　江戶時期（1603～1867年），日本政界推崇中國宋明理學，將朱熹之學定為官學。江戶中期以後，由於宋明理學在中國衰退，以及朱子之學本身理論限制（理氣二元論），日本出現反官學的學者，他們不再透過朱熹《四書集注》解釋儒學古典，而追尋孔、孟原典與先秦儒學，故建立富有復古思想之古義、古文辭派，影響所及，醫界也開始反溯古典醫籍，重視原典條文。以實證主義取代五行思辨，與宋明理學有連繫的金、元醫學，被視為拘泥空泛理論的學問，加上在醫界也出現濫用溫補之弊，因此，講求臨床實效的古方派因應而起，其注重鑽研、考據唐以前之典籍，以窮究其奧窔、追求客觀實證。古方派注重簡樸務實，符合當時民族心理性格，嚴謹求實的學術風格和療效獲得信賴，故迎合者甚眾，成為漢方醫學在民間的主流。官方幕府醫官多紀家族（丹波康賴後裔）則對醫書原典考據方面相當講究，廣義上歸類於折衷派[1]。後漢張仲景撰作《傷寒論》，約從唐帝國初期開始，歷代醫家開始大舉關注、發揮傷寒學。目前《傷寒論》文本至少有十五種版本，其中流傳於日本的康治本、康平本，是在原典版本學上公認較接近仲景原論的作品。值此時期，中國大陸動亂頻仍、與日本有領土爭議的俄羅斯正向歐洲鄂圖曼土耳其展開軍事行動、英國即將工業革命、美國加州淘金熱剛剛興起。東亞與歐、美局勢變幻多端。江戶時西洋蘭方醫學由長崎進入日本，荷蘭醫學東傳，對日本漢方也引起很大變化。荷蘭醫學東傳後，日人稱為「蘭方」或「蘭醫」。「中

---

[1] 可參閱陳麒方：〈多紀元簡鍼灸學術思想研究〉，《中醫藥研究論叢》，16卷2期（2013），頁31到52。

醫」與「和醫」結合統稱「漢方」或「漢方醫學」。漢方醫家以江戶時期聲勢最大的古方派吉益東洞一族為代表，其專宗漢帝國張仲景《傷寒論》與《金匱要略》，強調診斷（如腹診）與臨床實際療效，著於方證相對，認為醫療應是實踐的思維，並非空談理論。而後，日本「蘭醫」逐步發展為「西洋醫學」；相對地，「漢醫」則是作為與「西洋醫學」分庭抗禮的特有術語。

二、明治維新後之漢方醫學演變與台灣概況

　　日本睦仁天皇（日本第一百廿二代天皇，在位期間1868～1912年）於1868年元月頒布《王政復古大號令》，宣布廢除幕府。西曆10月23日改元明治元年（慶應四年農曆9月8日）。其取《易經》：「聖人南面而聽天下，嚮明而治。」年號明治；又取《詩經‧大雅》：「周雖舊邦其命維新。」而曰維新。並將都城從京都遷到江戶，改名為東京（都），建立明治新政府[2]。東京都就此取代昔時天皇與朝廷官府所在之京都，一躍而為最繁華的政經文化中心。進入明治時代的日本政府，打破德川幕府統治，實行富國強兵、文明開化政策，同時在傾向西洋文化的社會浪潮背景下，醫學也轉趨於西洋醫學。明治維新開始，學塾江戶醫學館被封閉，1869年起，領導權由（西）醫師執掌，強調、提倡西洋醫學，採行（西）醫藥分業制度，並透過西歐醫學教育，大量培養（西）醫師。

　　明治維新時代，初始約有九成醫者是漢方醫，但在官方主導下，漢方醫學面臨衝擊。1868年3月7日，政府頒布《西洋醫學許可令》（西洋醫術採用ヲ許可ス）：「以往限制採用西洋醫術，自今而後可盡取其長。」1871年，太政官通告廢止「鍼治學問所」、關閉「東京杉山鍼治學校」[3]。1874年，明治政府實行「醫制」。醫學教育、衛生事務由文部省

2　武光誠：《三日でわかる日本史（修訂二版）》（東京：ダイヤモンド社，2000）頁242。

3　富士川游：《日本醫學史》（東京：日新書院，1941）頁127。

醫務局管轄，醫制規範內科醫、外科醫，漢方與鍼灸術受到抑制[4]。1875年2月，內務省乙第5號通告：「東京、京都、大阪，實行醫師試驗法。」西醫六科考試內容：物理、化學、生理、病理、解剖、藥物。漢醫淺田宗伯（1815～1894年）等人則提出相應的六科考試內容：開物類理、究理盡性、眾病原機、臟腑經絡、藥性體用、脈病診治[5]，試圖將漢醫與洋醫並列。1879年1月，淺井篤太郎（1848～1903年）創立「愛知博愛社」。1879年2月，內務省甲第3號規範西醫七科考試內容：物理、化學、解剖學、生理學、病理學、藥物學、內外科學。考證派漢醫森立之（1807～1885年）提出漢醫七科考試：究理、化學、解剖、生理、病理、藥物、治療。1879年3月，森立之同門山田業廣（1808～1881年）創立「溫知社」，發行「溫知醫談」。1881年5月25日，溫知社於東京召開全國代表大會，代表「漢醫救亡同盟」向政府請願，6月16日向內務省大臣遞交請願書，要求成立「和漢共同醫學院」，但未獲回應，10月16日方得到書面駁回通知。10月19日，第二次請願，11月11日再次被駁回。1882年2月，溫知社總社以1,613名社員代表之名，聯名第三次請願，3月28日第三度被駁回[6]。

　　從明治維新開始，漢方醫學不斷地受到打壓，1883年10月23日，儘管溫知社不斷請願，政府依舊頒布太政官第34號《醫師免許（執照）規則》與第35號《醫術開業試驗規則》，通告「全面實行西醫七科考試制度」，完全以西洋學術作為考試科目，漢方醫師來源漸枯竭。1894年12月第七次議會第一讀通過《醫師免許規則改正》法案，1895年12月日本帝國議會第八次會議第三讀討論，贊成78票、否定105票，最終結果為否決。

---

[4]　楊金鑫：《近世日本漢方醫學變遷研究》（長春：吉林大學出版社，2010）頁194到195。

[5]　矢數道明：《明治以來漢方醫學變遷及其展望》（東京：岩波書店，1968）頁1到40。

[6]　矢數道明：〈日本における漢方復權運動小史年表〉，《漢方の臨床》，31卷4期（1984），頁47到62。

漢醫以「法律」形式被宣告在日本終結。

在海外殖民地，台灣，文獻考察最早有關赴台的中醫之記述，爲南明永曆年間（1647～1661年）沈光文、沈佺期。季麒光先生描寫沈光文使用《肘後備急方》處方醫治病患的詩句——丙寅劫火六丁燃，彩字丹書運上天；君獨箋天攜肘後，秋風松木自依然。《肘後方》是清領統治時期，常在文獻出現的醫學典籍之一，如1842年來台定居於苗栗銅鑼之吳子光（1819～1883年）其著作《一肚皮集》有台灣醫者傳，就描述到許多使用《肘後方》的內容（甚至多於使用《傷寒論》）。台灣在西方教會於1860年代傳道之前，傳統中醫是醫療體系主流之一。1865到1895這段期間爲教會醫學時期，蘇格蘭長老會傳教士巴克禮、加拿大長老會傳教士馬偕分別於1866及1872年抵台並陸續建立西式醫療院所（新樓、馬偕等醫院），台灣接受西方醫學式訓練的人才開始增加。1896年5月28日台灣總督府頒布府令第006號《台灣醫業規則》14條，規定執業醫者皆需領取開業免許證（執照）；對山地、以及偏遠地區，則採用取限地開業，訂定《限地開業醫規定》。6月3日接續頒布《台灣公醫（洋醫）規則》14條，在第6條規定公醫可管轄醫、產、鍼灸、按摩、藥品、飲料食物、公共衛生等事項，將官方公醫（類如今日之公職高考醫師）地位拉高，爲醫藥事業之督導，在7條規定公醫需配合政府命令，執行檢疫。總督府規範業醫得考台灣本土語言，是爲醫療本土化懷柔政策。政府主建台灣病院（後來的台大醫院）後，接續蓋了基隆、新竹、台中、嘉義、台南、鳳山、宜蘭、台東、澎湖病院，以及打狗、花蓮港病院，並廣設公醫診所。1897年3月，成立以民政局長擔任會長的台灣中央衛生會，直隸於總督府，屬總督府醫藥衛生事業幕僚單位，並主持許多調查，如計算台澎業醫人數（共1,070人），再提出相應政策與管理。現代醫學產業鏈，結合政策、臨床、研究、公衛庶務，在日本時代前期開始有雛形，且當時將傳統醫藥元素納入，進行人力協防。隨著台灣全島之基礎建設改善、127條自然水下水道布線，整體衛生環境變佳，現代醫學體系逐步地完備，總督府漸移除傳統醫藥元素，撤除民間藥界、醫界人士，縱使官方有如杜聰明等人倡導的漢醫藥研究、傷寒學研究、生藥調查，甚至計畫在台大醫院推動設立漢醫治

療科（1946年、1947年）以漢藥為主（西醫診斷追蹤）之處置，均未受重視。1940年代太平洋戰爭戰事綿延，軍醫需求也不再用到漢醫藥，傳統醫藥方術材料逐漸退出舞台。

　　1901年7月9日總督府台灣中央衛生會開會後決議統一舉辦漢醫考試，再於7月23日頒布《台灣醫生免許規則》，規定漢方醫生必須接受台灣公醫監督。同年，台灣各州廳分別舉辦「漢方醫生資格檢定考試」，當年報考人數共2,126人，考試及格者共1,097人、考試不及格但給予許可執照者共156人，另有650人未經考試即發給執照，次年斗六廳又增發25張執照，共發出1,928張漢方醫生執照，以後直至1945年日本退出台灣為止，總督府皆未再舉行「漢方醫生資格檢定考試」[7]。

　　廿世紀初（1906年），東京召開第二次日本聯合醫學會，東京帝大三浦謹之助（1864～1950年）教授發表〈關於鍼灸治療〉（鍼灸術に就い

---

[7]　1905年《桃園廳志》載當時總督府認為：「……自稱為醫生者，翻閱其年代久遠書籍發黑的藥劑書，調和木皮草根為藥，其要之性理都不知，況乎病理。」其並未重視漢醫。但面對殖民地廣大的醫療需求，不得不折衷採行漢方醫術，而在地名醫如黃玉階及其學生葉鍊金等人，確有取得臨床上的實績（如對治鼠疫等）。黃玉階於1901年創設「漢醫研究會」。1926年1月20日嚴養、黃金水、張坤水三人於鳳山街（今高雄市鳳山區）發行《台灣漢醫藥新報》雜誌（圖7.1），此月刊約發行一年餘而結束解散。1928年11月「東洋醫道會」發行《漢文皇漢醫界》月刊（圖7.2）是台灣第一本中文化的中醫學雜誌（比台灣醫學會1902年8月日文創刊、而後發行日文、中文版，目前是定期發行英文版月刊的國際SCI期刊《台灣醫誌》更早推出漢字版期刊）。1929年11月20日的第13期《漢文皇漢醫界》為慶祝發行一週年特刊，內有湯本求眞撰寫賀文（圖7.3）。1930年2月「東洋醫道會」台灣支部擬定《擬提出漢方醫術繼續試驗法制定請願書案》。日本漢醫南拜山等人於1930年4月13日到9月9日應邀來台協助請願運動，並於1930年5月4日召開「東洋醫道全島大會」，《漢文皇漢醫界》增加日文篇幅，並改名為《台灣皇漢醫界》（圖7.4；此四圖著者攝於國定文教基金會），由在乾元藥行任職的王添燈負責日文欄主編。而台灣醫療體系在殖民政府統治下放棄漢醫，以台灣總督府醫學校、台北帝國大學醫學部（日後台大醫學院）為中心，整體往西醫發展。

て）。1910年，西醫和田啓十郎（1872～1916年）自費出版《醫界之鐵椎》，主張漢醫治療的優越性。1927年，和田學生西醫湯本求眞（1876～1941年）撰寫《皇漢醫學》，此書首次結合西洋醫藥知識解釋《傷寒》與《金匱》原典。1934年，西醫大塚敬節（1900～1980年，湯本求眞學生）、矢數道明（1905～2002年）等人發起日本漢方醫學會，推廣漢方、發行《漢方と漢藥》月刊。1938年，大塚敬節、矢數道明、葉橘泉（1896～1989年）成立東亞醫學協會，隔年發行《東亞醫學》月報。此兩份刊物在1941年二次世界大戰期間一併停刊。1950年日本東洋醫學會成立（1976年日本、韓國、台灣醫藥專家另共組國際東洋醫學會）。1954年8月東亞醫學協會重整，由矢數道明擔任理事長並發行《漢方の臨床》月刊，至今〔由中華民國・日本東洋醫學研究會（台日東醫研）理事長秋葉哲生教授主持〕持續出版[8]。

　　焦點轉到台灣史地，台灣古來瘴癘之氣多，自大航海時代東印度公司及各強權入台以來，即有疫病相關記錄。400年前傳教士有寫：「夏天所有熟悉土語的教師們都犯了夏季病（Yearly summer disease），學校再度荒廢了，情況極為悲慘。……而教師們也遭到與南部同樣的疾病，許多人死了。布林本人也長期患重病，在他的要求下被送回大員（台南安平）……巴必思在蕭壟（台南佳里）有時也生病，他損失了幾位教師（1646年12月）。」[9]除了在台灣南部的荷蘭人之外，1626年西班牙人在北部建立據點，傳教士在宣教的時候，多以醫學作為接近在地原住民的工作，在地治療瘧疾，以醫療志業結合傳道，並配合原生青草藥材。台灣排灣族用檳榔（Suneke）止瀉痢、驅蟲；阿美族在驅疫祭中亦用檳榔，作為抵抗瘟疫之品。《諸羅縣志》也記載：「土產檳榔，無益饑飽，云可解瘴

8　眞柳誠、郭秀梅：〈日本漢醫學權威矢數道明老師〉，《中華醫史雜誌》，33卷2期（2003），頁93到95。本書著者為中國醫藥大學博士、東亞醫學協會會員、日本東洋醫學會海外會員、台灣中醫臨床醫學會（第九屆）監事長與（第十屆）理事長，相關資料為參與學會活動所見。

9　甘為霖著，李雄揮譯：《荷據下的福爾摩莎》（台北：前衛，2003）頁317。

氣，薦客先於茶酒。」一直以來，台人都有在用天然物生藥防疫殺毒。國姓爺鄭成功占領台灣後，因政治結合信仰，將道教導入常民生活，連帶影響疫病治療深遠，隨著鄭氏開發期間信仰聚落整合的過程，加上清帝國接續殖民，藥籤治病廣泛流傳在民間，另外還有發源於鄭氏部將天地會陳永華系統的武館、拳頭師之武師《銅人簿》（關注於跌打損傷）。此時期清政府用封台方式管控人民與疾病，1700年代郁永河《裨海紀遊》講到：「此地（台灣），水土害人，染疾多殆。……疫者十且病久矣，乃至庖人亦病。」1788年渡台禁令才解除。

　　1880年加拿大籍馬偕在滬尾（淡水）建立牙科醫療傳道、1895年英國籍蘭大衛到彰化宣教醫病，北、中台灣現代醫學於是在十九世紀末起萌芽，1895年之前的疫病治療只有上述零星檔案。1895年清日《馬關條約》，日本正式取得台灣的統治權，五十年日本時代亦留下系統性的醫藥衛生紀錄[10]。日本領台之初，由於台灣島內民間勢力組成的義勇軍抗殖，當時還有疫情流行，加上日軍因水土不服引發流行病而致亡者眾。日本沒有殖民經驗，同時接收台灣造成財政負擔，致使日本對統治政策未定，總督更換頻仍，無暇從事殖民地建設。1898年，第四任總督兒玉源太郎、行政長官後藤新平上任之後，總督府採以醫學代替宗教的「醫療殖民」政策，致力改善公共衛生、建立現代醫院系統，作為殖民工具，使人民感受到政府（國家機器）恩澤，建立權威，並引導民眾往醫、教職業走，緩解抗日情緒。

　　台灣總督府改良了日本本島醫藥衛生的「興洋滅漢」（如：漢方醫家多紀家族江戶醫學館，為培育洋醫的東京大學醫學部前身）方針，未對台灣漢醫採取絕禁政策，在1896年台北瘟疫流行、1908葫蘆墩鼠疫肆虐時[11]，為了有效控制疫情，除了實施台灣港口檢疫，更借用傳統漢醫師

---

[10] 張秀蓉：《日治台灣醫療公衛五十年》（台北：台大出版中心，2015），頁546到585。

[11] 詳情記錄於《台北文物》（發行人高玉樹。《台北文獻》前身），5卷1期（1956），頁30、頁32到34。黃先生與學生等，借馬偕病院空間診療。1895年

〔創立漢醫研究會、解放纏足會（自然足會）的黃玉階及其學生葉鍊金〕主持避病院醫務[12]，協助防疫工作。總督府將漢藥視為一種營利事業（而非藥品專業）來管理。一系列相應法令有1896年6月頒布府令第010號《台灣藥劑師、藥種商、製藥業者取締規則》7條（規定凡開業前要設定開業地點、附上執照、呈報所屬地方之縣廳），1900年9月頒布律令第17號《台灣藥品取締規則》18條，並交由地方制定施行細則，接續發布府令第067號《台灣藥品巡視規則》5條（以警察、衛生官為監視員，將國家監控力量與醫藥衛生合一）。諸多規則皆限制了傳統醫藥自由發展，而是以國家力量重新分配衛生資源、調控運行方向。

1901年7月23日總督府發布《台灣醫生免許規則》11條〔醫生為漢醫；齒科醫生為牙醫；醫師則專指西醫。三者皆需「免許證」（執照），即醫療機構開業執照。台灣最後一位曾持免許證的醫師，為1944年授證之苗栗謝春梅，其於2020年4月29日辭世〕，規定台灣漢醫需接受公醫的監督。同年各州、廳亦分別舉辦「漢方醫生資格檢定考試」，另頒訂《醫生業務禁止處分標準及醫生取締規則》等法規來管理漢醫人士。當年報考人數共2,126人，1902年4月30日統計，全國共發出1,928張漢醫執照。但面對殖民地廣大的醫療需求，不得已折衷採行漢醫方術；惟至1945年日本退出台灣為止，總督府未再舉行「漢醫檢定考試」。隨著殖民五十年下來，台灣國內僅剩百名漢醫不到，因此也是後來國民黨政府[13]接受中華民國中

到1896年，台北地區霍亂流行，黃氏不只施藥救濟，更自主印刷千本《霍亂吊腳痧醫書》廣為宣傳。接著黑死病流行，建議官方設立黑死病治療所，為疫情防治帶來相當之幫助，如此，總督府在1897年調查漢醫人數並發下執照時，黃玉階為第一號漢醫。有關黃玉階之資料，其相關後人施建仁先生以及屏東殷揚智先生有全台最完備的資料。

[12] 林進發：《台灣人物評》（台北：總督府，1929），頁121。

[13] 1911年民國建立後，在西醫為主體的官員結構下，中醫保存受到嚴屬挑戰，接連產生兩次的廢止中醫運動。1912年與1913年舉人出身的汪大燮（1859～1929年）擔任北洋政府教育總長，兩次頒布《中華民國教育新法令》，醫學、藥學

學科各開設數十門課程，但未納入中醫藥，引發當時全國中醫藥界對此提出抗議，以「上海神州醫藥總會」為首的19個省市之中醫團體，聯合在上海成立「醫藥救亡請願團」，於1913年11月23日啟程赴北京，向教育部遞請願信，要求准予提倡中醫中藥，請再核定中學醫藥科目，另頒《中學醫藥專門學校規程》，1914年1月16日，國務院覆文解釋稱「除釐定中醫學校課程一節暫從緩議外，其餘各節，應准分別籌辦。」經過這場運動，不少中醫有識之士體認到必須壯大中醫教育品質，才能讓中醫存續，於是上海中醫專門學校、浙江中醫專門學校、廣東中醫藥專門學校等多家教育機構相繼問世。1919年2月24日時任行政院長汪精衛（1883～1944年）與衛生部副部長劉瑞恆（1890～1961年）、醫藥專家伍連德（1879～1960年）聯合在南京召開第一屆中央衛生委員會（共17人與會），會中通過「廢止中醫與中藥」四項法案，包括：廢止舊醫以掃除醫事衛生障礙案、統一醫士登錄辦法、制定中醫登記年限、擬請規定限制中醫生及中藥材辦法。此即近代中醫史著名「廢止中醫案」。1929年2月26日上海《新聞報》首先刊登「廢止中醫案」，上海市醫師夏應堂（1871～1936年）等人致電南京政府衛生部，表示堅決反對並把該文發表在2月27日《新聞報》，3月2日余雲岫（1879～1954年）出版《中央衛生委員會特刊》，並正式公布「廢止中醫」。全國各地中醫藥團體及報社、商會等紛紛致電南京政府，表示強烈反對，3月17日來自中國15省共242個中醫團體代表（381位）在上海總商會大廳召開全國醫藥團體代表大會，經過三天的會議，最後政府撤案暫緩廢止中醫。當時政府內部對中醫存廢意見不一，汪精衛為主廢派，于右任（1879～1964年）、陳立夫（1900～2001年）為主存派，1930年在國民黨中央執行委員會政治會議後，決議設立中央國醫館，1931年3月17日召開大會在南京成立中央國醫館，由焦易堂（1880～1950年）擔任館長，同年8月31日國民政府核准通過《中央國醫館組織章程》及《中央國醫館各省市國醫分館組織大綱》。焦易堂想由立法《國醫條例》，由國醫館管理國醫，彌補衛生行政缺失，並在1933年交由國民黨中央政治會議提案，但遭到汪精衛反對、西醫團體也站出來駁斥提案，中西醫雙方互相攻擊，立法院為平息輿論壓力，1933年12月15日在第43次會議將《國醫條例》更名為《中醫條例》通過，但初期《中醫條例》內容與焦易堂提出的版本相差甚遠，中醫藥界再度團結為權益奔走。1934年1月22日國民黨四中全會召開，全國中醫藥界再度赴南京請願，國民黨在五中全會通過《中醫條例》提案，並在1936年1月22日公布全文九條。1943年《醫師法》公布，中醫執

醫藥學會等團體申請舉辦特種考試（1950年到2011年）之因素之一。

　　日本時代台灣政府以警察、里長力量查緝密醫（漢醫）、臨檢漢藥店。依規定藥店只能問症發給單味藥、處方藥，不能替人診斷。但藥店私下多主打有醫生駐診（在藥店暗室進行），抓藥時把藥單放在桌下、或拿合法的處方箋放在桌上當掩護，並會寫代號，如：鹿草代表構樹、蔗草代表甘草、雙白代表桑白皮、寸文代表麥門冬、民野代表東洋參、鐵皮鐵骨代表三七等。當時官方有定期嚴格取締的規律，藥店會僱人站在店門口看守，逢年過節送禮賄賂警察單位（類如民生娛樂產業與建管單位之關係）。台灣公衛環境完備後，防疫事工由警政、民政系統來執行，醫者是單純配合政策之輔助人力，在疾病防治上則完全（有意）忽視漢醫。另根據江燦騰、陳淼和教授與其他醫史專家研究指出，日本時代台灣的皇漢醫道復興等，都是在回應當時日本政府的強硬措施。台灣總督府施行漢醫漸減策略後，同步控管漢藥商成長。據1939年《昭和十四年（始政四十五年）民政提要》記錄指出，台人較依賴中藥，故雖藥商之總數呈現漸減，但洋藥商和漢藥商的人數還是有相當大差距，以昭和十四年的年度統計為例，洋藥商333人，漢藥商則有1,836人。總督府醫藥殖民方針採行漢藥商漸減，減少民間持有漢藥業執照之數目，但並未減少漢藥從業員數額。一藥店只要有一張藥商執照即可，無漢洋之分，因此亦有漢藥店在沒有藥商執照時，採取跟當時的（洋藥）藥劑師租藥商執照來繼續經營。

　　法律上漢醫日減，加上如1930年2月台灣仕紳的〈擬提出漢方醫術繼續試驗法制定請願書案〉被否決，傳統醫藥重心移往漢藥店。而當時民俗業者表面上經營推拿、整復，但實際上亦從事漢方生藥業務。在國民政府接續日本時代統治之初，中醫藥業紛紛復店，可推測總督府漸減政策並未完全改變台灣民眾就醫習慣。不少人生病仍依賴傳統醫藥，另根據實地訪查大稻埕與士林耆老（2019年、2020年），漢藥地下化活動的情形亦是相

業者可取得醫師執照。而後中華民國台灣《醫師法》數次修訂，1986年《醫療法》制定公布，2019年《中醫藥發展法》公告、實施，中醫藥法令規章才宣告完備。

當蓬勃，發展出一套官方管制以外之潛規則與活動。另外如中研院台史所典藏之長崎泰益號文書資料發現，1928年8月1日大稻埕乾元藥行致泰益號的書信信封文宣可看見元丹、平安散的廣告。1932年7月24日的《日日新報》亦有乾元藥行寄贈平安散共一千包對治廈門大疫。

三、小結

目前台灣醫師法規範的醫師有三種：（西）醫師，中醫師，牙醫師；日治時期，醫師指的是西醫，醫生指的是漢醫（現在已無分別），而國民政府遷台後，將漢醫以中醫一詞取代，中國醫藥學院立校，醫藥培訓往高教體系發展[14]。目前歐、美另有補充及替代醫學（Complementary and

---

[14] 綜觀台灣在1895～1945年日本時代期公共衛生建制，1945～1971年戰後至退出聯合國前的衛生建制（傳染病防治、婦幼及環境衛生等），1972～1987年政治民主化與社會運動衝擊下的衛生建制（醫療改革、環境衛生與環境保護等）到1987年至今：政黨競爭下社會福利安全建制（全民健康保險、職業健康保護、全球化、高齡化、少子化、戰後嬰兒潮退休等）。從世界史的角度來看，十三世紀痲瘋病、十四世紀黑死病（鼠疫）、十六世紀天花、十八世紀迄今的霍亂、廿世紀的西班牙流感到今天的嚴重特殊傳染病肺炎，從前人們對醫學知識和防疫觀念不足，因此對傳染病無從招架；而今新興傳染病的出現，更考驗著群體應對能力與個人養生免疫。1965年，台灣獲得世界衛生組織頒授「瘧疾根除登錄證書」；同年開始全面接種疫苗後，小兒麻痺症幾乎已經絕跡，卻在1982年爆發大流行，因此台灣醫界開始有重大轉變：一是家庭醫師制度萌芽、二是檢討過去預防接種漏洞，重新推出用於記載預防接種之「黃卡」，重建防疫體系，配合世界衛生組織2000年全球根除小兒麻痺症的目標，實施「根除三麻一風計畫」，全面建立預防接種基礎，在2000年6月完成台灣根除小兒麻痺報告書，宣布台灣根除小兒麻痺。在2003年3月12日，世界衛生組織針對新興傳染病SARS病毒流行，發出全球警訊，台灣「國家衛生指揮中心」因此建立，在COVID-19流行之初再次啟動，傳承防疫經驗、強化個人體質養生，得以更快速、精準地應對下一場戰「疫」。

Alternative Medicine, CAM）指涉中醫藥與鍼灸等，2015年初美國將補充及替代醫學（CAM）改為補充與整合健康（Complementary & Integrative Health, CIH），不再將傳統醫藥視為衛生體系的「替代」內容[15]。

日本時代五十年來，台灣諸多醫藥前賢深受日本漢方醫學之影響[16]。考察全球概況，現今世界僅東亞台灣與韓國二國將傳統醫學、西洋醫學皆併入全民健康保險醫療體系，並設有獨立完整的醫學教育。日本目前則是只有醫師一職（漢方醫學科為19個獨立專科之一，與其他內科、外科等並列，漢方科為一種獨立完整科別；目前台灣為西醫23個專科、牙醫3個新增為10個專科、中醫則為中醫一般科），但取得漢方專科執照可同時自由使用西藥或漢方生藥，醫師執照國家考試考科有漢方醫學，「漢方醫學科」（Kampo Medicine）為法定專科醫師之一[17]。梳理醫藥養生變化此期

---

[15] 關於中醫，現今官方較廣泛的解釋之一是：中醫是一種調整體質（Constitution）狀態為「致『中』和的醫學」。簡要論述另可見於賴允亮教授：〈正視輔助與替代療法〉，《台灣基督長老教會公報廣場》，3653期（2022），台灣教會公報觀點評論電子化網頁，取自https://tcnn.org.tw/archives/106619。

[16] 東京大塚敬節撰《漢方診療卅年》，而後嘉義朱木通撰《中醫臨床廿五年》，原籍湖南的台北馬光亞撰《台北臨床卅年（正續集）》，日本漢醫在著作上影響台灣中醫。台灣首位醫博杜聰明，作蛇毒與漢藥研究，曾是黃玉階的啟蒙。黃玉階著《霍亂吊腳痧醫書》、《黑死病疙瘩瘟治法新編》等有關治療霍亂、鼠疫的書籍，自行印發遍贈全台，當時總督府官方醫制尚未完備，黃玉階以漢藥療癒鼠疫之患者，有千人之多，隨後黃氏亦爭取設立黑死病治療所，藉以通盤防治傳染病。杜氏為京都帝國大學醫博、台大醫學院院長、高雄醫學院創辦人、教育部醫教會委員，其參與審核中國醫藥學院成立。原先中國醫藥學院送交教育部名為中國醫政學院，杜氏建議易政為藥；在中國醫藥學院院務重整期間，杜氏並曾薦大弟子邱賢添醫博出任中國醫藥學院第四任院長。廿世紀初中國著名醫家、史家章太炎因躲避1898年維新變法失敗後的「鉤黨令」，曾到今台北廣州街123號（京都大學醫士呂阿昌「懷安醫院」旁）居避半年，並於《台灣日日新報》撰稿。

[17] 可參閱陳俊明、陳麒方：〈日本東洋醫學會發展概況〉，《中華民國中醫師公會全國聯合會中醫會訊》，422期（2018），頁2到3。

間時空之變遷，可更有助於理解當前醫學的現況及其深刻應用。對治流行病，採用體表物理性口罩防護與體內化學性手段（疫苗、西藥、中藥），都是處置方法。

在嚴重特殊傳染性肺炎COVID-19疫毒流行期間，回顧醫史：從1919年（大正八年）霍亂流行，台北廳至少1,633人罹病、有近1,400人亡；1932年7月24日《日日新報》記載大稻埕乾元藥行寄贈平安散一千包，協治廈門大疫；1935年（昭和十年）台灣始政四十年博覽會，血清疫苗被大量應用；1937年、昭和12年台南許水先生出版《壹佰良方自療法》（用台語文書寫）提及疫病治療；到1945年台北帝國大學熱帶醫學研究所（前身為1921年成立之中央研究所衛生部）由國立台灣大學醫學院接管，設熱帶衛生學、熱帶病學、化學、國藥（漢藥）學、榮養（營養）學、細菌血清（疫苗）學共六科。中藥[18]、疫苗一直都是公衛手段以外之配合介入，使用適合的中西藥品處理病狀與後遺症，是大疫當前的穩妥選擇。面對疫癘大流行、癒後調養，需用醫療方法，生活輔助品（如薑湯、喉糖、漱口水等）與成藥僅為平時應急使用，無法取代醫療。日常感冒痊癒尚得休息三、五天，疫後調理可能需三至五週，各種喘、咳、暈、心悸、肺活量下降、腰痠背痛、耳目不適等，由醫師開立治療品項，安全、有效地共同度過疫病衝擊。

---

[18] 1960年代台北醫學院顏焜熒教授在日本長倉製藥的實務經驗與許鴻源博士對當時藥事法規開放，到1970年代，順天堂、勝昌、明通、復旦、萬國、科達、莊松榮等藥廠一起發展中藥濃縮製劑，逐漸取得消費者信任之後，科學中藥製劑進入勞保醫療政策、全民健康保險時代，正式擴大國內中醫藥醫療市場，隨著國際製藥GMP法規演進，台灣中藥濃縮劑型也走上實施GMP之路，中藥濃縮製劑在1986年就與西藥劑型同時實施GMP制度，中藥傳統劑型在2005年全面實施，在西藥製劑全面進入PIC/S後，消費者對品質的要求不分中西，衛生福利部的政策，2026年台灣中藥濃縮製劑將全面進入四階段確效的時代，與國際品管標準同步，在全球化的時代，立足台灣、放眼世界。

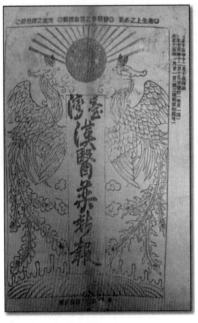

圖7.1

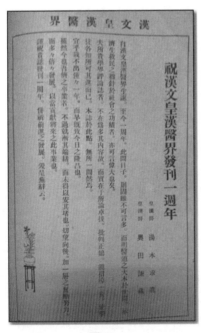

圖7.3

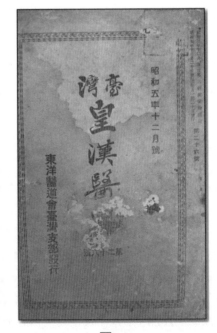

圖7.4

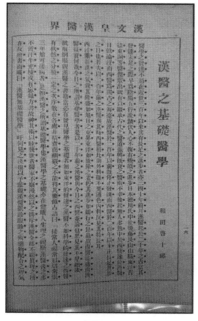

圖7.5

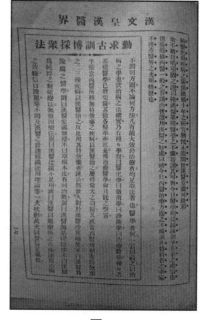

圖7.6

說明：以上六張附圖，係著者攝於台中「財團法人國定文教基金會」。基
　　　金會書庫收有前行政院衛生署中醫藥委員會黃民德故主委之藏書千
　　　餘冊。

第八章　鍼刺與脈道

一、前言

　　鍼刺工具起源，目前醫學史教材與研究多傾向為砭石進展到鍼具[1]；但是這兩種工具可能是同時並存、分別發展。華夏南方百越、荊楚文化有關刺青、紋身、黥面等，與鍼刺起源有關，且南方冶鐵技術發達勝於北方，學界亦有華夏南方為鐵鍼起源之說；鍼刺起源與東亞南方刺青文化有關。

二、鍼刺之術

　　鍼刺工具在後漢起才較為完備；因為有完備的工具才能執行補瀉。鍼灸內涵記載於醫學理論淵藪原典《黃帝內經》（包含《靈樞》與《素問》），而後散見在《難經》（約二世紀成書）、《黃帝三部鍼灸（甲乙）經》（256～264年；現存最早刊本為1601年明《醫統正脈》叢書本）、《黃帝內經太素》（675～680年；現存最早鈔本為887年日本仁和寺本）、《千金翼方》（682年）、《外台秘要》（752）《子午流注鍼經》（1153年）、《鍼灸大成》（1601年）等著作。春秋至西漢初，中醫理論體系業已初步確立具體原則和方法。《靈樞‧九鍼十二原》：「凡用鍼者，虛則實之，滿則瀉之，宛陳則除之，邪勝則虛之……徐而疾則實，疾而徐則虛。虛實之要，九鍼最妙，補瀉之時，以鍼為之。」[2]《靈樞‧

1　周珮琪、林昭庚：〈鍼具發展史——以出土文物為例〉，《台灣中醫醫學雜誌》，11卷2期（2013），頁23到32。

2　本章引用原典詞句多，以楷書顯示經典條文。版本敘明如下：《靈樞》以元‧

經脈》：「盛則瀉之，虛則補之，熱則疾之，寒則留之，陷下則灸之。」
及《靈樞・邪氣藏府病形》：「亦視其脈之陷下者灸之。」[3] 三篇經文提
出鍼刺補瀉的原則、方法與概念。醫者依照病者之脈象，將虛者補其氣、

胡氏古林書堂本、明・無名氏刊本為底本；《素問》以明代顧從德本為底本。
此段亦見於仁和寺本《黃帝內經太素・卷廿一・九鍼要道》。《黃帝內經太
素》（以下稱《太素》）全書卅卷，出自楊上善整編《素問》與《九卷》
（晉代皇甫謐另稱《鍼經》，唐代王冰改名《靈樞》），將兩書相合而重編
篇章，並加小字注。《太素》流傳不廣，金元時期已亡佚。楊守敬於1880年
發現日本存有仁和寺藏，署有「傳寫仁和三年舊鈔本（相當於唐光啓三年，
A.D.887）」，共廿三卷，殘缺一、四、七、十六、十八、廿、廿一，計七卷。
第三卷末：「仁安二年（1167）正月十三日，以本書寫之，同十四日移點了。
丹波賴基」；第廿九卷末：「仁安三年十月四日以同本書之，以同本移點校合
了。丹波賴基」。其抄寫時間是1166到1168年間。據錢超塵研究《太素》東傳
日本：鑑眞將《太素》東傳日本（753）→蜂田藥師等傳抄→仁和三年傳抄→
丹波憲基傳抄→丹波賴基傳抄。楊守敬再影寫（完全依照底稿模式來抄寫；即
本書第四章注腳之影抄本版式）回中國。清光緒廿七年（1897）袁昶首先印刊
此廿三卷《太素》，俗稱通隱堂本，又稱漸西村舍本。蕭延平以《靈樞》、
《素問》、《甲乙經》、《醫心方》對其進行考校而於民國十三年（1924年）
撰《太素》校正本，此通行之《太素》簡稱蕭本，又稱蘭陵堂本。《太素》雖
經蕭氏之整理校勘，然其是以楊守敬之影寫本為底本，部分俗字、殘字、訛
字、蟲蛀等輾轉抄寫而有失眞。1918年、1936年在仁和寺又先後發現《太素》
第十六與第廿一兩佚卷，另有第廿二殘卷〈九刺〉、〈十二刺〉兩篇及其他篇
卷之部分段句。日本「盛文堂漢方醫書頒布會」據此於1971年加以重印《太
素》，俗稱盛文堂本。1979年中國中醫研究院（今中國中醫科學院前身）王雪
苔赴日考察，獲此會贈其重印本。王氏回國於1980年將此三卷《殘卷復刻黃帝
內經太素》為名刊印，作為內部參考資料。日本尊丹波賴基手稿之底卷為國
寶，1981年「日本東洋醫學會」將其照相影印，廿五卷本仁和寺《太素》呈現
於世，俗稱仁和寺本，而後由小曾戶丈夫監修、永田忠子摹寫，1989年日本
「築地書館」出版。目前最新成果為李雲新校（2019年）本。

3　此段見於仁和寺本《黃帝內經太素・卷十一・府病合輸》。開頭第二組「隨
　之」屬重出。

實者瀉其病；補法為緩緩鍼入後快速拔出，瀉法為快速鍼入後緩緩拔出。熱症多用瀉、寒症多用補、氣陷危症則會考慮用灸法。

　　有完備的工具才能執行補瀉；然而鍼刺工具怎麼來的？自從明代開始出現九鍼圖；《鍼灸大成・鍼道源流》[4]（1601年）、《鍼灸易學・鍼灸源流》（1798年），皆直接將鍼刺起源於傳說時代的聖人所作，未論及鍼刺的起源。《素問・異法方宜論》提出：「有南方者……其治宜微鍼，故九鍼者亦從南方而來。」東、西、南、北、中央，不同地域的人，各有不同適合的治療手段。此段或可揭櫫鍼具起源不一定是北方黃河流域，在歐洲阿爾卑斯山發掘出之冰人（Otzi）身上的紋身痕跡，目前亦被證實與鍼刺（一系列研究發表於*Lancet*）[5]有關，英、義學者也有認為鍼刺術亦可

---

[4] 韓醫宗冀庭賢與楊繼洲著作。1443年，韓國朝廷儒臣與醫官共十人，以金禮蒙為首，奉敕編撰《醫方類聚》。該書於1445年10月完成，由於卷帙浩大，最後於1477年5月刊印，總計刊印三十部，每部均為264冊。是書共兩百六十六卷，內容細分成九十五門，收錄醫書153種醫書（華夏醫書152種、朝鮮醫書1種）。壬辰之亂時，日人將該書視為戰利品之一帶到日本，而後收藏於江戶醫官多紀家族之手，最後進入今日本宮內廳書陵部。1861年，日本出版《醫方類聚》覆刻本，共兩百六十二卷。江戶覆刻本在日治時代由關東學者帶來台北，而後於1945年11月中旬移交國立台灣大學圖書館典藏；台中國定基金會另藏黃民德醫師於日本友人所獲贈之江戶覆刻本一套，全台兩套均為198冊。台北故宮博物院另有日本宮內廳書陵部所藏《醫方類聚》微縮膠卷一套共262冊。全台另有四所大學與研究機構圖書館，分別藏有李煥燊1978年刊行（慶熙大學李鍾奎校長所贈）江戶覆刻本縮印本。中國大陸近年來分別在1981年、2006年出版校點本，2002年中日合作出版江戶覆刻影印本100冊。《醫方類聚》在台海兩岸之線裝原書或影印本，盡皆來自日本江戶覆刻本，台北故宮藏有最接近原始刊刻的微縮膠卷。《醫方類聚》收載之《鍼經》與通行本略有文字上之差異，著者於首爾、台北看過六篇章，此為後續探討漢字文化圈典籍可關注處。

[5] L. Dorfer, M. Moser, et al., "A Medical Report from the Stone Age?" *Lancet* 354 (1999): 1023-1025，此文為第一篇探討關於歐洲冰人的研究，其紋路與刺青鍼刺有關，是全球最頂尖醫學雜誌第一篇傳統醫學史相關文章。後續另有以放射學研究歐洲冰人，認為健康狀態與刺青紋身等或有關，詳見P. Gostner, G. Bonatti,

能源於歐洲。目前學界傾向認為砭為鍼的起源,由《山海經》開始。

《山海經》:「有石如玉,可以爲鍼(鐵器時代西元前五百年)。」[6]

《山海經》:「高氏之山,其上多玉(郭璞注解可以爲砭鍼治癰腫者)。」

許慎《說文解字》:「砭,以石刺病也。」

全元起《素問訓解》[7]:「砭石者,是古外治之法,有三名。一鍼石、二砭石、三鑱石,其實一也。」

王冰《黃帝內經素問·新校正》[8]:「古者以砭石爲鍼,故不舉九鍼。」

顏師古《漢書·藝文志注》:「醫經者……用度箴石湯火所施……石謂砭石,即石箴也。古者攻病則有砭,今其術絕矣。」

李時珍《本草綱目·石部第十》:「古以石爲鍼,末世以鍼代石。」

謝利恒《中國醫學大辭典》:「砭石,石鋒之可代鍼刺者。」

考察《內經》原典,會發現砭與鍼是兩種器具,並列而言,如同鍼灸是兩種技術的合稱(當然以鍼為代表),鍼石也是兩種技術的合稱。

《靈樞·玉版》:「故其已成膿血者,其惟砭石鈹鋒之所取也。」

《靈樞·癰疽》:「發於腋下赤堅者,名曰米疽,治之以砭石。」

---

et al., "New Radiological Insights into the Life and Death of the Tyro- lean Iceman", *Journal of Archaeological Science* 38 (2011): 3425-3431。新研究是對冰人身上61處紋身屬按摩術,見Marco Samadellia, et al., "Complete Mapping of the Tattoos of the 5300-year-old Tyrolean Iceman", *Journal of Cultural Heritage* 16 (2015): 753-758.

6 1963年內蒙古出土磨製石鍼(此新石器時代遺址出土一枚砭石,長4.5公分,一端扁平呈半圓形刀狀,可切開癰腫,另端呈錐狀,可用作鍼刺,中間把柄為四稜形)、1968年河北西漢墓出土金銀鍼、1978年蒙古出土青銅鍼。

7 第一位注解《素問》者。

8 通行本《素問》校注之祖本。

《素問‧病能論》：「帝曰善。有病頸癰者或石治之、或鍼灸治之。」

今本《內經》以外的文本，如《史記‧扁鵲倉公列傳》：「扁鵲乃使弟子子陽厲鍼、砥石（治虢太子）……在血脈，鍼、石之所及（治齊桓侯）。」沈括《良方》：「治病，或藥、或火、或刺、或砭。」也都是將兩者對比並列。其他《內經》篇章將內治法與外治法並列[9]。

《靈樞‧九鍼論》：「病生於脈治之以灸刺；病生於肉治之以鍼石。」

《素問‧移精變氣論》：「鍼、石治其外。」

《素問‧湯液醪醴論》：「鑱石鍼艾治其外。」

現代文獻如李約瑟《鍼灸史略和麻醉理論》（1980年）提出，北方通古斯游牧民族使用灸、南方南島語系使用鍼[10]。孫維仁《經脈研究與臨床應用》（2014年）提出，仰韶文化北京人為鍼術起源。小曾戶洋[11]《鍼

---

[9] 台灣陳淼和、中國李經緯於2008年首先提出外治法與內治法分別體現於醫經、經方體系。

[10] 台灣有節譯本；原文正本為2015年著者獲得Travel Grant至加拿大演講交流，於多倫多所購得。

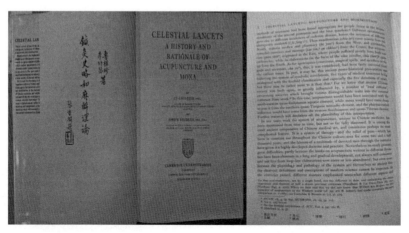

[11] 書中提及四川老官山出土器物木人像為：心、肺、肝、胃、腎，異於後代五臟

灸の歷史》（2015年）提出，鍼灸源於原始民族。

　　比較突出的是藤木俊郎《鍼灸醫學源流考》（2007年重刊）說，鍼刺與當時的兵學以及入墨文化[12]有關。藤木俊郎認為鍼字由辛字析出，本研究者認為辛字甲骨文比金文多一橫指人首。如「正」字從一與從止字，上之一字者象人首，下之止字者與趾字同音通假，即頭腦命令足趾向某地出發之意，「正」字可通指遠行、拜訪他邦、巡行他處（打獵）。

甲骨文　　　　　金文

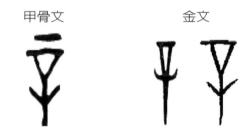

　　藤木俊郎認為鍼刺起源於入墨，辛字中間三角形下連一豎，藤木氏認為是一鍼具，即三角形代表鍼柄以利手持一豎代表鍼身及尖端，其指出鍼與入墨（應包括刺青）有關。辛字甲骨文代表一個人手持鍼具刺入皮膚

五行的認知。

[12] 著者試譯如下：

　　〈九鍼十二原〉文體與《孫子兵法》相似，兩作思考模式亦雷同，都是面臨實際之緊迫性而不受傳統常法所拘束。所用之神、氣、機等字眼都是經與敵人（邪氣）搏戰方能體會出之專業用語。孫武（北方齊國）南下吳國將《孫子兵法》呈獻給吳王闔閭，很可能將醫學順便引下南方，而後南方醫家仿其文體與思維而作〈九鍼十二原〉。北方與南方製鐵技術不同，當時華北以銑鐵〔生鐵（pig iron）〕為主，江南則鍛鐵（熟鐵，其硬度較低，較有韌性而可任意加工）技術十分發達，比北方更早有能力製造出鐵鍼。微鍼之起源與「入墨文化」有密切關係，而砭石主要是切開皮膚膿腫，兩者之發展模式不同。南方之部落民族，自古即多有「入墨文化」流傳，或於刺青之偶然間發現，鍼刺皮膚某處有止痛之療效，於是漸次發展出鍼刺穴位之醫療技術。

之狀。金文則省去一字。著者補充認為，左右兩撇上揚象徵皮膚被鍼刺入後，鍼孔兩邊的皮膚會反射性地揚起。藤木俊郎將入墨與刺青混為一談，此說法可能不妥，著者整理補充如下。

入墨いれずみ：被動受處分，刑罰，對罪人或敵族的一種侮辱標誌。

刺青ほりもの：主動意志，視為光榮的標誌，如成年禮，避邪符號；或是黥面。《淮南子》作佼龍。又男女間信守誓言的標記，美觀用，ほりもの漢字又作：雕物、文身。

藤木氏認為辛與鍼字押韻類似，但其並無具體確切地舉出辛與鍼字之讀音差別，以十五音法（陳均育老師指導）做訓詁切入。台灣河洛語十五音法——鍼：兼一曾；辛：兼一喜，兩者同韻。鐵鍼發明之前是用竹籤或獸骨，故標竹字頭；咸與感字同音通假，咸為《易經》卦名。咸，亨，利貞，取女吉。初六，咸其拇。以竹籤刺皮膚而產生感應，故寫箴，屬會意字。發明鐵器代替竹籤，改為鍼。俗作鍼字，長豎代表鍼具，短衡代表皮膚。蜀地三星堆器物亦有精密金屬，或與鍼起源也有關[13]。由藤木氏之說及其他相關資料，且考察《靈樞》、《素問》、《史記》皆將外治法鍼與砭和內治法（湯液藥物）分列，惟王冰及顏師古等對古典經文注解失誤，造成後世將鍼與砭混淆。南方部落民族自古即多有刺青文化流傳，或於刺青之偶然間發現刺皮膚某處有止痛療效，逐漸發展出鍼刺穴位之醫療技術。

綜合以上，鍼刺與砭石的關係是並立的。砭石、源於刺青文化的鍼刺是兩種中醫外治工具，彼此獨立。

---

[13] 楚國（B.C.706～224）（荊）位在今湖南與湖北，是祝融民族南下而與土著相通，楚文化與內治法有關。馬王堆帛書《五十二病方》為現存最早方書（B.C.250）《五十二病方》秫米、《靈樞・邪客》半夏秫米湯（台灣民間稱秫米，北京話稱糯米）。楚辭病癒多用差、瘳、已，皆見於今本《內經》。馬王堆漢墓帛書另有「以碧（砭）啟脈」之文句。

三、孔穴

中醫外治以鍼灸為代表，基於《靈樞》，上源馬王堆醫書《足臂十一脈》與《陰陽十一脈》；內治以湯藥服用為主，基於《傷寒論》上源《湯液經法》。《漢書‧藝文志》云：「醫經者，原人血脈經絡骨髓陰陽表裏，以起百病之本，死生之分。而用度箴石湯火所施⋯⋯。」其表明了醫經一門以鍼灸為中心，透過鍼具等刺激適當孔穴，並依據脈象而施予補瀉手法，以能調整體內異常狀態為目的，為鍼刺療法。目前鍼灸治療選穴方法極多，不論是正經取穴、各式經外奇穴、平衡鍼法、遠絡療法、頭皮鍼以及眼鍼、高麗手指鍼、傷科鍼等，不一而足。然而，臨床上除了各種一家之言可選擇、再旁及其他，抑或是人人均得綜合各家學說，穴位治療選擇的歧異究竟是為什麼？

以時間軸劃分，宋以前考量經絡流注循行為主的俞穴派，及針對效應點治療的孔穴派各擅勝場[14]。宋以後俞穴派取得主導地位（代表典籍《銅人俞穴鍼灸圖經》），不強調歸經、脈道、臟腑、流注循環的孔穴派（代表典籍《靈樞》、《明堂孔穴鍼灸治要》），則有原始鍼灸面貌，其論述內涵依序散見於今本《靈樞》、《黃帝三部鍼經》（含《靈樞》、《素問》、《明堂孔穴鍼灸治要》）、《肘後方》、日本《醫心方》、韓國《醫方類聚》等。初唐《黃帝明堂經》（即《明堂孔穴鍼灸治要》）是孔穴派總成，甄權將四肢穴位歸經、而後五行金木水火土全面配屬五輸穴，今本《黃帝三部鍼經》於焉成形。今《三部鍼經》（即甲乙經）卷六至卷十之間論述鍼刺穴位，其按照部位排列，非歸經系統，此即孔穴派特徵。穴位排列次序按頭、面、耳、頸、肩、背、胸、腹，最後是四肢歸經手三陰三陽、足三陰三陽經。由於宋代以後俞穴派以五行全面配屬五輸，取得

---

[14] 拔罐療法古典籍亦稱之為角法（應用動物的角作為吸拔工具）。晉葛洪《肘後備急方‧卷中》使用牛角角法治療脫腫，選擇適應症（癰疽、瘤、石癰、結筋、瘰癧，皆不可就針角。針角者，少有不及禍者也），臨床上的確是許多病症不適合拔罐、刮痧等。

國家醫藥官學教育話語權，站在主導地位，俞穴派嘗試以十二經絡理論解釋選穴，但依舊無法全面闡釋，故各種流派眾多。

　　原始鍼灸文本《靈樞》，其內容對於篇章有關的57篇中，僅3篇有五行相關少量字樣出現，在〈本輸〉、〈經脈〉、〈九鍼論〉中，對比出土資料馬王堆醫書、老官山醫書、《黃帝內經太素》，發現此與正文（Context）內容無直接關聯屬於追注（Annotation）混入正文體系。《靈樞》其他論述五行相關僅有圖式（如〈邪氣藏府病形〉及〈熱病〉等15篇）、生理病理運用（〈本神〉篇）、數術（〈病傳〉等3篇）、他者（〈五亂〉等8篇）。《肘後方》6條鍼方、95條灸方更是直接談穴用、部位、分寸、證候治療，完全與數術無關。

　　現存面世馬王堆、張家山、雙包山、老官山資料，對脈道示意線（Schema）的名稱、數目、配屬、循行方向等，皆異於《靈樞·經脈》。手心主別出手少陰，心獨無腧，直到後世才打破五五25腧之數（〈經脈〉篇心脈在小指；〈本輸〉篇心脈則在中指）。現今習以為常之經脈流注，也有諸多歧異。《足臂十一脈》由四末向心方向循行；《陰陽十一脈》九脈向心，肩脈以及足太陰脈遠心，各脈道循行不相接續，且與內臟沒有連繫；雙包山木人無足三陰脈，有督脈，脈名共十，脈總數9×2＋1＝19，全遠心；老官山脈穴木人紅脈總數11×2＝22，全向心，陰刻白脈總數29，橫3直26，直任1，前面11（上肢3×2、下肢左3右2），側面14（上肢4×2、下肢3×2），皆向心，穴點共119個：51×2＋17（單穴）＝119。所謂絡，絮也（《說文》）、縛也（《楚辭》），〈本神〉、〈經脈〉、〈經水〉、〈天年〉、〈刺節眞邪〉篇的絡脈又稱血脈、血絡，其常見者無所隱故、審視血脈刺之無殆，故醫經云取脈、啟脈，指放血或放水。

　　小鍼誕生後，補瀉手法受到重視。365絡脈（節、會、輸、窾）屬於曆數、數術推演的結果（見《素問》〈六節藏象論〉、〈調經論〉、〈氣穴論〉及《靈樞》〈九鍼十二原〉、〈小鍼解〉、〈邪氣藏府病形〉等6篇）；早期脈、血脈是經脈概念的前身，而後天人相應滲透入內，《難經·二十八難》比於聖人圖設溝渠，八脈不環周，故十二經亦不能拘指

十二經絡是人為設計。所謂視之不見求之上下，人經不同，絡脈亦所別，即是絡脈與穴位並非固定位置，無法標準化，只能取相對應的人形骨度。絡脈是絡穴起源，對應體表靜脈血管。

後漢出現經脈概念、唐代完成十二經脈理論：手少陰心主→手心主→手厥陰心主→心主手厥陰心包絡。奇經八脈伴隨而生。鍼灸的作用是一種刺激、人體的反應是一種應激，穴位一開始僅是孔穴效應點之上下、左右、內外的對應。回歸原典文本及文物等[15]，可重新建構鍼灸樣貌。

---

[15] 近年來出土資料有被重視，在歐亞各國都有學者關注。中國黃龍祥、梁繁榮，韓國金基旺都有許多考察成果，目前最完整資料應為馬繼興《中國出土古醫書考釋與研究》（2015）。

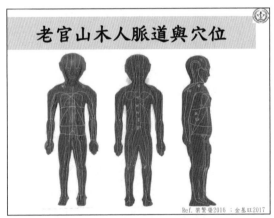

Ref. 梁繁榮2016 ；金基旺2017

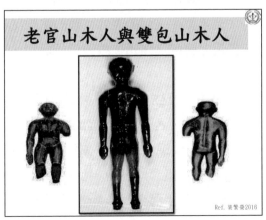

Ref. 梁繁榮2016

四、經脈脈道

　　經脈脈道[16]的流變是什麼？隨著近年來各種經脈相關資料愈來愈多，我們重新比較，梳理脈道源流。本章研究材料（Materials）與方法（Methods），採用檔案研究法（Archival Research），將傳世醫經文本《黃帝內經・靈樞》以及出土文獻資料，包含馬王堆醫書、張家山醫書、老官山醫書的經脈示意線去做對比分析，並且參酌、考察現今通行的趙開美翻刻宋版《傷寒論》（1599年）裏的鍼灸條文（18條與鍼術相關的條文、7條與灸術相關的條文）。

　　回顧原典的理論，所謂中醫內涵，我們可以初步分成兩大領域，外治法以及內治法[17]。以鍼刺術為主的外治法，其理論基於《靈樞》，可上源回溯到馬王堆醫書的《足臂十一脈》與《陰陽十一脈》兩部經書。鍼刺術的定義是：透過鍼具鍼刺穴位〔類同硬體（Hardware）〕刺激適當孔穴，並依據脈象而施予補瀉手法〔類同軟體（Software）〕，以能調整體內異常狀態為目的者。以開立漢方生藥（濃縮生藥細粒製劑、水煎藥飲片、生粉等）為主的湯方內服內治法，則基於《傷寒論》，可上源回溯到古典《湯液經法》。一般多以《漢書・藝文志》「經方」之名來論述各種湯液

---

[16] 是人體內經脈和絡脈的總稱，凡直行幹線都稱經脈，而由經脈分出來之網絡身體的各部分支脈叫做絡脈，經絡是運行全身血、連繫臟腑肢節、溝通上下內外、調節體內各部分的通路，透過經絡系統的連繫，使人體成為一個有機的整體。從現代醫學觀點來看經絡，可能包括了神經、血管及內分泌等結構及其功能，但神經、血管等結構和功能並不能完全解釋經絡學說的全部內容，有待進一步探索研究。

[17] 依原典今本《黃帝內經素問・移精變氣論》：「毒藥治其內，鍼石治其外。」《素問・湯液醪醴論》：「毒藥攻其中，鑱石鍼艾治其外也。」以及《素問・示從容論》：「令人體重煩冤，當投毒藥刺灸砭石湯液，或已或不已。」米穀蒸熟自然發酵後，上層清澈液狀為「湯液」，下層米穀膏渣為「醪醴」。這些有攻瀉藥效的湯液、醪醴，通稱「毒藥」。各種治內的湯液、醪醴都是《傷寒論》系統之「湯方」。在中醫基礎理論裏，湯方為內治法，鍼灸為外治法。

治療，不過除了「經方」，漢帝國時期民間亦有使用「常方」為名〔見於漢元帝（B.C.75～33）時期的《居延漢簡》〕的用法（2019年新出土的荊州《胡家草場漢簡》則是把經方與常方皆歸屬於「雜方」）。

　　鍼灸外治法的理論，構基於經脈脈道。回顧原典，從《黃帝內經・素問・異法方宜論》裏對於各種外治法治療（即鍼、灸、砭；砭石治療也有出現在其他出土文書內）的分類，再對照《素問》、《靈樞》的經文資料，我們看到這些質樸的穴、脈論述，並沒有跟五行理論結合，到晉《黃帝三部鍼經》，才把五行理論跟五輸穴並列，回歸到臨床，還是以透過鍼具鍼刺穴位刺激適當孔穴，再依據脈象而施予補瀉手法，是鍼灸外治法的內涵。原始鍼灸文本《靈樞》，其內容對於鍼灸有關的57篇中，僅3篇有五行相關少量字樣出現，在〈本輸〉、〈經脈〉、〈九鍼論〉，對比出土資料馬王堆醫書、老官山醫書、《黃帝內經太素》，發現此與正文內容無直接關聯，屬於追注混入正文體系。《靈樞》其他論述五行相關僅有圖式（如〈邪氣藏府病形〉及〈熱病〉等15篇）、生理病理運用（〈本神〉）、數術（〈病傳〉等3篇）、他者（〈五亂〉等8篇）。《肘後方》6條鍼方、95條灸方更是直接談穴用、部位、分寸、證候治療，完全與數術無關。

　　鍼灸相關出土文獻，有1973年出土《馬王堆醫書・足臂十一脈》、1973年出土《馬王堆醫書・陰陽十一脈》、1983年出土《張家山・脈書》，以及2013年出土《老官山漢墓簡牘編號M3:121（完整簡牘）》和《老官山漢墓簡牘編號M3:137（殘簡）》。中央研究院鎮院之寶《居延漢簡》以及近年來受到廣泛注意的敦煌文獻〔可於大英博物館與英國衛康基金會（Wellcome Collections）網站線上搜尋〕，也都有鍼灸的圖像、文字。

　　今天看到的定型化鍼灸理論與治療，主要來自（史上唯一署名皇帝編纂的醫書）宋徽宗《聖濟總錄・鍼灸門》之後，影響今海峽兩岸通行鍼灸教材最多的是《鍼灸大成》與《鍼灸逢源》。宋帝國以後的鍼灸書籍，其理論內涵異於原始醫經文本《靈樞》。

經脈脈道[18]（Schematic Meridians）在文本內的論述資料：

一、《靈樞》有12條脈，足、手都有三陽三陰脈，與其他出土文獻相比，多了「心主手厥陰心包絡之脈」。足三陽脈由頭走足，足三陰脈由足走腹；手三陽脈由手走頭，手三陰脈由胸走手。整個模型結構是陰陽相貫、循環不息。

二、馬王堆醫書《足臂十一脈》有11條脈：足是足三陽脈、足三陰脈；臂是臂三陽脈、臂二陰脈。模型結構是流注往心，涉及78種以上的疾病。

三、馬王堆醫書《陰陽十一脈》有11條脈，張家山醫書《脈書》的排列同此：足是三陽脈、三陰脈；有由臂走向心的鉅陰脈、少陰脈，沒有臂三陽脈（而是用肩脈、耳脈、齒脈代表）。模型結構是各自流注，涉及147種以上的疾病。

四、老官山漢墓M3:121、M3:137脈道流注沒有《靈樞》的循環。

《靈樞》是肺、大腸、胃、脾、心、小腸、膀胱、腎、心包、三焦、膽、肝的循環流注；馬王堆《足臂十一脈》是四肢往心、足先臂後；馬王堆《陰陽十一脈》與張家山《脈書》陽先陰後；老官山漢墓M3:121：足是足三陽脈、足三陰脈；臂是手三陽脈、臂二陰脈，另有手心主之脈。足先臂後、陽先陰後。老官山漢墓M3:137：足是三陽、三陰脈；臂是臂三陽脈、與無明顯流注排列規律的臂二陰脈。

十一脈、十二脈的演進（《產經》則是十脈），基本上是從近乎直線、沒有特定規律的區段，而後定型化成循環不息、有曲線分支的經脈脈道群。詳見下表的整理：

---

[18] 一般所謂「經絡」表述方式：2007年屈昂道提出〈行氣銘〉為鍼灸、醫療氣功濫觴；2010年陳麒方、鍾永祥提出經脈示意線；2011年陳淼和提出感傳脈道示意線；2015年黃龍祥以虛線區段線做論述。

資料	《靈樞·經脈》	馬王堆·足臂十一脈	張家山/馬王堆·陰陽十一脈	老官山M3:121	老官山M3:137
脈數	12	11	11	12	11
命名規則	足：三陰三陽 手：三陰三陽 （多心主手厥陰心包絡之脈）	足：三陰三陽 臂：二陰三陽	三陰三陽 臂：鉅陰脈、少陰脈 肩脈、耳脈 齒脈	足：三陰三陽 臂：二陰 手：三陽 心主之脈	三陰三陽 臂：二陰三陽
經脈流注方向	足三陽：由頭走足 足三陰：由足走腹 手三陽：由手走頭 手三陰：由胸走手 陰陽相貫 循環不息	足三陽：由踝走頭 足三陰：由踝、足走腹 臂三陽：由手走頭 臂二陰：由臂走心、脅	（足）三陽：由踝走頭、足 （足）三陰：由踝、足走腹 （泰陰脈由胃走踝） 耳脈、齒脈：由手走頭 肩脈：由頭走手、臂 鉅陰脈、少陰脈：由臂走心	足三陽：由足走頭 足三陰：由足走腹 手三陽：由手走頭 臂二陰：由手走心 手心主：由手走心	（足）三陽：由足走頭 （足）三陰：由足走腹 臂三陽：由手走頭 臂二陰：無明顯的規律
經脈詳目	肺手太陰之脈 大腸手陽明之脈 胃足陽明之脈 脾足太陰之脈 心手少陰之脈 小腸手太陽之脈	足太陽脈 足少陽脈 足陽明脈 足少陰脈 足泰陰脈 足厥陰脈 臂泰陰脈 臂少陰脈	鉅陽之脈 少陽之脈 陽明之脈 肩脈 耳脈 齒脈 泰陰之脈 厥陰之脈	足大陽脈 足少陽脈 足陽明脈 足大陰脈 足少陰脈 足厥陰脈 手太陽脈 手少陽脈	

| 經脈詳目 | 膀胱足太陽之脈
腎足少陰之脈
心主手厥陰心包絡之脈
三焦手少陽之脈
膽足少陽之脈
肝足厥陰之脈 | 臂太陽脈
臂少陽脈
臂陽明脈
（足先臂後） | 少陰之脈
臂鉅陰之脈
臂少陰之脈
（陽先陰後） | 手陽明脈
臂大陰脈
臂少陰脈
心主之脈
（足先臂後陽先陰後） | |

　　經脈脈道是鍼灸孔穴的模型根基，而實際的臨床治療是以選取適當孔穴來刺激（Stimulation）。唐・孫思邈在《千金翼方・取孔穴法第一》引甄權（541～643年）之語云：「吾十有八，而志學於醫。今年過百歲研綜經方，推尋孔穴，所疑更多……內外相扶，病必當愈。」孫氏認為對於內治法（經方）、外治法（孔穴），需要內外相扶、相輔相成，才能完整治療好疾病。當時使用的詞彙是孔穴，《黃帝三部鍼經》、《明堂孔穴鍼灸治要》也是孔穴，一直到宋代官學教材《銅人腧穴鍼灸圖經》（1027年），才用腧穴一詞統一說法（《鍼經》傳本篇章有被收錄於984年《太平御覽・人事部三十八》、孔穴資料則是在984年《醫心方・卷第二孔穴主治》）。

　　《靈樞・本輸》篇章裏的五輸穴、井穴配屬五行的木、金（陽井金、陰井木）（圖8.1）。但是我們在現存最接近漢代醫經的《黃帝內經太素》篇章內，其五輸穴、井穴配屬五行的木、金，是用小字注解，並沒有把正文、注解混合印刷。《黃帝內經太素》輸穴並沒有配屬五行（圖8.2）。

　　回顧《靈樞》81篇裏有30篇跟五行相關，分別是在講圖式（〈邪氣藏府病形〉、〈熱病〉等15篇）、生理病理運用（〈本神〉）、數術（〈病傳〉等3篇）、其他（〈五亂〉等8篇），鍼刺相關又有談到五行的只有3篇：〈本輸〉、〈經脈〉、〈九鍼論〉，只有這3篇有談鍼刺與五行，講鍼灸的54個篇章，有51個篇章完全沒有五行。

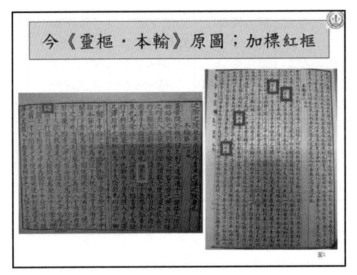

圖8.1

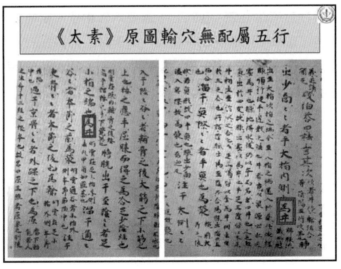

圖8.2

　　回顧《素問》81篇裏，除了7篇大論外，有39篇跟五行相關，分別是在講圖式（〈生氣通天論〉、〈金匱眞言〉等19篇）、人體病生理模型（〈陽明脈解〉等4篇）、數術（〈平人氣象論〉、〈標本病傳〉等4篇）、物理（〈寶命全形〉）、其他（〈示從容〉等11篇）。

　　《靈樞》內木（27次）、火（29次）、土（7次）、金（12次）、水（148次）的字樣，只有出現在10、12、4、5、40個篇章，而且水出現多次也只是把脈道類比成黃河、洛水，完全跟五行術沒有關係。《素問》五行字樣出現比較多，但多是集中在七篇大論之中。《靈樞》、《素問》五行字樣共計843次（7篇大論共203次五行字樣），五行術的比例其實還是遠小於陰陽學說，甚至是氣論的文字。漢代末期，陰陽、五行兩套學理才合述。《靈樞》有714陽、584陰、122陰陽字樣，《素問》有945陽、919陰、181陰陽字樣，內經共有3,465個陽＋陰的字（氣則有1,146+1,867=3,013次）[19]。

　　一般習以為常的五行、十二時辰等數字相關的論述，其實不盡然如此。像在《素問》裏記錄的時辰是十六時辰制，今通行的十二時辰制，則是從西晉才開始（依照《晉書》與出土文獻《流沙墜簡》木簡第廿九：「會月二十九日卯時。謹案文書，書即日申時到斯由神竹……。」可以得到佐證）。《素問》記錄的是十六時辰制，主要集中在以下四篇內：〈標本病傳論〉、〈金匱真言論〉、〈藏氣法時論〉、〈三部九候論〉。

　　十六時辰：大晨、平旦、日出、早食、晏食、日中、日昳、下舖（晡）、日入、黃昏、晏舖、人定、合夜、夜半、夜半後、雞鳴。早餐曰「食時」，晚餐曰「舖時」。稍早於「食時」的時段曰「早食（時）」，稍晚於「食時」的時段曰「晏食（時）」。《漢書・景帝紀》：「五月丙戌地動，其蚤（早）食時復動。」緊接晚餐後的下一時段曰「下舖」。食字旁進化為口字旁，「下舖」或「下哺」，因字形雷同，傳世本《素問》抄本作下晡。「日中」與「夜半」各為晝、夜的中間時段，兩時段各間隔有七個時段。因「日出」與「日入」的時間不一，分時的諸「時距」並非恆定，故早先任一「時段」的確切時間無法固定。

---

[19] 可參閱陳麒方、孫茂峰：《靈樞原典孔穴研究》（台中：中國醫藥大學／天空數位圖書，2019）以及黃龍祥：〈《鍼經》《素問》編撰與流傳解謎〉，《中華醫史雜誌》，50卷2期（2020），頁67到74。

　　經由上述分析，我們再看脈道上的「穴」，《靈樞》：單穴17個穴、雙穴120個穴，137個穴位裏有62個五輸穴（少海出現在《素問》），占全書穴道數近一半。《靈樞》與《素問》重出7穴，《素問》單穴17穴，因此，通算今本《內經》合計單穴27個。《靈樞》與《素問》重出左右對稱的雙穴36穴，《素問》雙穴62穴，因此，通算今本《內經》合計雙穴173。通行趙刻宋本《傷寒論》對於穴、證的對治，則是直接論述刺某穴治某病則癒。

　　先秦經典以後，到了中世紀時，最重要的醫典《醫心方》（984年）第二卷談鍼灸孔穴，也沒有井、滎、俞、經、合的五輸字樣。在《聖濟總錄》（1118年）的記載，井、木（五輸、五行）分別列出。在醫學典籍之外，我們看到史學典籍，不論是在《隋書》（629年）、《舊唐書》（941年）（圖8.3）或是西元1000年後的典籍，比如《唐書》（《新唐書》；1060年）、鄭樵《通志藝文略》（1161年）（圖8.4），其他正史但影響力小的《晉書》（648年）、《南史》與《北史》（皆約659～660年），還有劉知幾《史通》（710年）（圖8.5）等談到人、甚至動物的穴位，都是用孔穴的字樣來論述，而且一概沒有五行。

　　全身穴位一開始僅是孔穴效應點上下、左右、內外的對應。鍼灸刺激與穴位反應（Responses），構成臨床效果，詳細機轉（Mechanism）未

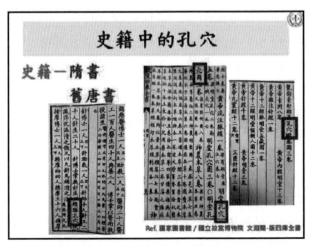

圖8.3

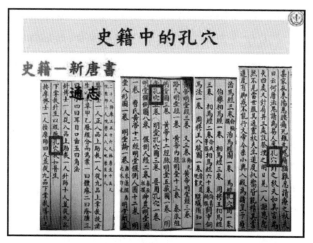

圖8.4

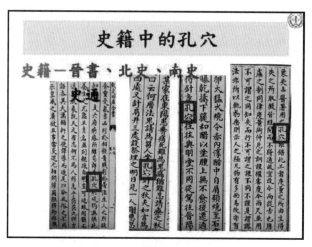

圖8.5

明，腧穴經脈流注解釋無法求其全，故愈後代流派，則愈來愈多；今天所看到的定型化理論模型，不論是穴位、經脈，都是宋代官學發達的結果，與原始文本紀錄有差距。不強調歸經、臟腑、流注循環的孔穴派，應是原始面貌，其論述內涵，散見於今本《靈樞》（單穴17；雙穴120）、《肘後方》、日《醫心方》、韓《醫方類聚》及《晉書》、《北齊書》、《南史》等醫史文獻。唐初《黃帝明堂經》屬孔穴派的總成（詳見於《醫心方‧卷二》）。甄權將四肢穴位歸經，而後五行再全面配屬五輸穴。中醫

穴道的主治，是與人體「特定的部位」有所連繫（黃龍祥、趙京生2018年於研討會發表），現存《黃帝三部鍼灸甲乙經》卷六至卷十論述穴位，按照部位（依序為頭、面、耳、頸、肩背、胸、腹，最後才是手足三陰三陽四肢）而非歸經分類法系統，此即孔穴派的特徵。

　　出土資料如敦煌文獻的圖、文，孔穴主治非常直觀簡單。效應點孔穴治療，並沒有任何數術資料配屬（圖8.6）。孔穴對治在中世紀前一直是樸質直接，我們以八會穴的絕骨穴為例，在《備急千金要方》卷三十裏記載，絕骨穴主治病熱欲嘔、風勞身重、髀樞疼痛、濕痺凡身體不仁（取絕骨「瀉」之），亦主治刀馬腋腫痔病，在八會穴、甚至是其他穴，都是一穴治療多病。絕骨穴至少可以處置五種病症。在《千金方》、《醫心方》，都是這樣的模式：一穴（硬體）多病治療，並且搭配補瀉（軟體）法。我們再任選一個一般孔穴分析，比如說解谿穴，在《備急千金要方》卷三十內記載，解谿穴主治口痛齧舌、腹大下重（又厥氣上柱腹大）、風水而腫、解谿穴搭配條口穴合治膝股腫、解谿主治風從頭至足、面目赤、癲疾，以及熱病汗不出、膝重腳轉筋，在《千金翼方》卷二十六還有記錄主治瘈瘲而驚。一個解谿穴至少可處置九種以上的病症[20]。

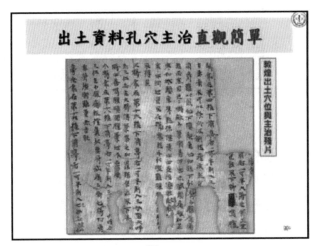

圖8.6

---

[20] 穴位按壓、拍打，需在醫師指導後施行為宜。

　　不只在東方，在西方也有鍼灸孔穴的案例，廿世紀九〇年代，義大利阿爾卑斯山發現冰人軀體，這個冰人身上就有類似孔穴群的疑似刺青線段，中、英人類學者與醫師科學家對於其類刺青線段群、孔穴點區，有提出許多不同的見解，這個案例發表在數本國際知名期刊大抵是以穴點為主軸（圖8.7）。

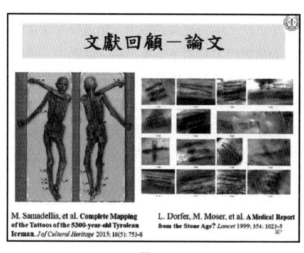

圖8.7

　　從西元1543年，義大利維薩里（Vesalius）醫師出版人體解剖圖繪，開啟了西方的人體結構微觀分析〔一開始是為了重新證實古希臘蓋倫（Galen）的理論，並不是要提出新創見〕；而東方則是在儒家「身體髮膚，受之父母，不敢毀傷」的觀念下，強調用內觀、比類的方式，來模擬人體結構與機能。回歸早先初始的經脈脈道、孔穴鍼灸都是直觀不牽涉數術類推比擬。

　　透過探討醫經、醫史與相關原典、文獻，我們可以重建診療觀。今本《靈樞》與《素問》五臟背輸穴位置不同，出土文獻《武威漢代醫簡》肺輸在11椎旁下（有云應是脾輸之誤）。老官山木人模型背部五臟輸穴依序為：心、肺（約在7椎旁）、肝、胃、腎；脾輸在11椎旁。黃龍祥、李雲和中浚等學者舉出此等五輸穴列序與《劉涓子鬼遺方》相同，認為是扁鵲

派的不同見解。孫思邈《千金要方‧卷八》脾輸無定所，隨四季月應。我們可以看到五臟背輸眾說紛紜。手足十二脈在通行本《內經》時代以前，並沒有各自內屬臟腑。唯有面對錯誤，才能讓我們更加精進。考察醫療技術的核心，釐清貽誤；原典研究有益於深化臨床療效，可幫助療效的提升。古人著書世界觀有加以釐清之必要，了解本來的含義是什麼、哪些是被後人給加進去並且定型化的，考察原典後，再加以解析。

在經脈演進至三陰三陽的定調過程中，脈道學說深受數術影響。長沙馬王堆漢墓出土的帛書中，有兩本灸經，與〈經脈〉〈經別〉等篇章中的十二脈相較，缺少「臂（手）」厥陰脈的記載[21]。觀察兩灸經的命名，皆從陰陽及五運六氣名稱而來，其經脈數是受天六地五觀念影響[22]。其天地和數十一，所以經脈定於十一脈，《漢書‧律曆志》記載：「天六地五，數之常也。天有六氣，降生五味。夫五六者，天地之中合，而民受以生也。故日有六甲，辰有五子，十一而天地之道畢。」

古人認為「天六地五」是天地自然之氣，時序也依此而定，配合身體五臟六腑對應出十一之數，取六條陽經（左右為十二）、五條陰經（左右為十）應臟腑。由數術思維中手脈、足脈分為兩組，一為手脈（為天、陽）十干、另一為足脈（為地、陰）十二支。手脈合於天干之數，足脈合於地支之數以應十二月[23]。

十二脈系統除〈經脈〉中所提外，老官山漢墓出土〈十二脈〉文本、脈穴木人白脈系統，皆為十二脈。〈十二脈〉計38枚竹簡[24]。十二經脈是將天有十二月、地有十二經水，類比於經脈所得出。〈經別〉：「內有五臟，以應五音五色⋯⋯外有六腑，以應六律⋯⋯陰陽諸經而合之十二月、

---

21 裘錫圭：《長沙馬王堆漢墓簡帛集成》五（北京：中華書局，2014），頁187到203。

22 依〈天元紀大論〉猜想。

23 依〈陰陽繫日月〉之天地模型觀。

24 梁繁榮、王毅：《揭秘敝昔遺書與漆人》（成都：四川科學技術出版社，2016），頁233到235。

十二辰、十二節、十二經水、十二時、十二經脈者，此五臟六腑之所以應天道。」陰陽諸經，外合於時令、內合十二經脈，這是五臟六腑和大自然諸般現象相應。

〈經水〉將人體十二經脈與自然界中十二河流相配屬，認為脈如水而外相貫，其提：「經脈十二者，外合於十二經水，而內屬於五臟六腑……凡此五臟六腑十二經水者，外有源泉而內有所稟，此皆內外相貫，如環無端，人經亦然。」古人以十二經水川流不息的樣子，來比喻經脈受血而周流於人體的狀態，因此稱為經水。所以不論取之十一脈，或取之十二脈，其中皆已達到陰陽和諧，因此順應當時認知的自然規律，朝往「天人合一」為目標。脈本無定數，脈行無定型。早先脈是由單一「散脈」、單一「病候」，逐步堆疊而成，〈經脈〉篇章定型化後，相應內容逐漸被整合到經脈，或支脈、別脈、絡脈、經別，其他應用少的散脈則被淘汰。

五、小結

現存挖掘出土的馬王堆、張家山、雙包山、老官山文書等資料，對脈道示意線的名稱、數目、配屬、循行方向等，皆異於通行傳世本《靈樞・經脈》。手心主別出手少陰、心獨無腧，直到後世才打破五五25腧之數（〈經脈〉篇心脈在小指；〈本輸〉篇心脈則在中指）。現今昔以為常之經脈流注，也有諸多歧異。《足臂十一脈》由四末向心方向循行；《陰陽十一脈》九脈向心，肩脈以及足太陰脈遠心，各脈道循行不相接續，且與內臟沒有連繫；雙包山木人無足三陰脈，有督脈，脈名共十，脈總數9×2＋1＝19，全遠心；老官山脈穴木人紅脈總數11×2＝22，全向心，陰刻白脈總數29，橫3直26，直任1，前面11（上肢3×2、下肢左3右2），側面14（上肢4×2、下肢3×2），皆向心，穴點共119個：51×2＋17（單穴）＝119。所謂絡，絮也（《說文》）、縛也（《楚辭》），〈本神〉、〈經脈〉、〈經水〉、〈天年〉、〈刺節真邪〉篇的絡脈又稱血脈、血絡，其常見者無所隱故、審視血脈刺之無殆，故醫經云取脈、啓脈，指放血或放

水。小鍼誕生後，補瀉手法受到重視。365絡脈（節、會、輸、竅）屬於曆數、數術推演的結果（見《素問》〈六節藏象論〉、〈調經論〉、〈氣穴論〉及《靈樞》〈九鍼十二原〉、〈小鍼解〉、〈邪氣藏府病形〉等6篇）；早期脈、血脈是經脈概念的前身，而後天人相應滲透入內，《難經・二十八難》比於聖人圖設溝渠，八脈不環周，故十二經亦不能拘指，十二經絡定型化模型是人為規劃而出。所謂視之不見求之上下，人經不同，絡脈亦所別，即是絡脈與穴位並非固定位置，無法標準化，只能取相對應的人形骨度（還有體表標誌）。絡脈是絡穴起源，對應體表靜脈血管。後漢出現經脈概念、唐帝國時期完成十二經脈完備的理論模型，即：手少陰心主、手心主、手厥陰心主，最後是定型化為心主手厥陰心包絡。而後奇經八脈伴隨而生，並由劉伯溫同宗滑壽於1341年提編十二經與任脈、督脈，合為十四經。經脈（脈道示意線）主要作用只是在利於尋找孔穴穴位而已。鍼灸的作用是一種刺激、人體的反應是一種應激，經脈脈道初始是直觀的線段與路徑上的病證有關連，穴位一開始僅是孔穴效應點上下、左右、內外的對應。以原典指導臨床（如圖8.8、圖8.9所示），深化療效，能讓醫藥方術內涵更深更廣，對全民健康有所貢獻，適度閱讀原典，可加深對「養生」的認識。

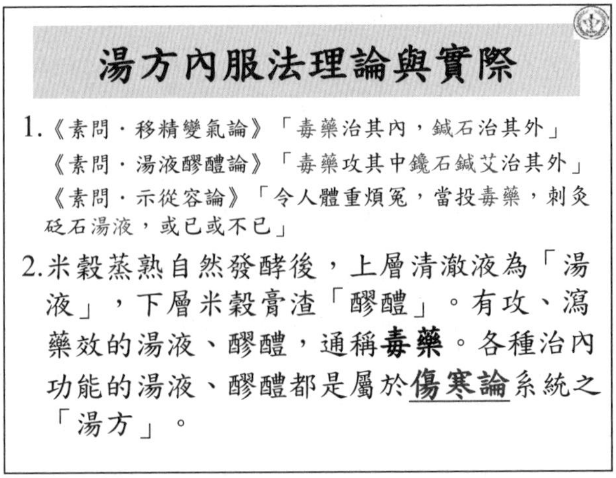

湯方內服法理論與實際

1. 《素問・移精變氣論》「毒藥治其內，鍼石治其外」
   《素問・湯液醪醴論》「毒藥攻其中鑱石鍼艾治其外」
   《素問・示從容論》「令人體重煩冤，當投毒藥，刺灸砭石湯液，或已或不已」

2. 米穀蒸熟自然發酵後，上層清澈液為「湯液」，下層米穀膏渣「醪醴」。有攻、瀉藥效的湯液、醪醴，通稱**毒藥**。各種治內功能的湯液、醪醴都是屬於**傷寒論**系統之「湯方」。

圖8.8

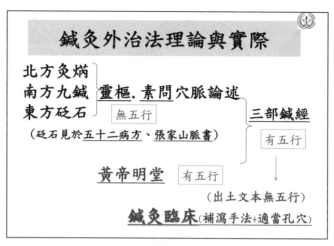

圖8.9

　　閱讀原典，可以重新理解養生理論內涵。也可以釐清一些想當然耳的假說，像秦漢一晝夜分16時而非分12時紀時。在《睡虎地日書》與《孔家坡日書》12時段僅供占卜，非關晝夜紀時，兩者時稱或相同而混淆。占卜家透過諸加時法而改以12地支（日加某時）取代舊稱。後漢《論衡》：「平旦寅、日出卯」是指占卜時段而非晝夜紀時。西晉《流沙墜簡》省略日加2字，首將十二地支（子時、丑時……）挪作晝夜紀時；其晚於張仲景，因此通行趙開美翻刻宋本《傷寒論》六條欲解時條文非出自仲景原論。《史記·扁鵲倉公列傳》：「聞病之陽，論得其陰。聞病之陰，論得其陽。」與「陽石以治陰病，陰石以治陽病。」中醫養生、診療，在於辨其疾病發展趨勢的偏陰或偏陽，病勢朝陽者主以寒涼藥（陰石），病勢朝陰者主以溫熱藥（陽石）。以這樣的大方向來解讀，就不會被各種奇炫之說迷惑。而常見的穴位按摩，初始也只是重複於同一穴區來回推按、或是熱刺激（熱敷），如下三圖〔繪製者為英國蘭開斯特大學張韵苧（Dr. Chang, Yun-Chu）博士〕[25]所示。

---

[25] 身體內部的問題會反映在體表，如眼睛不好除了眼睛本身、也可能身體內臟部位某處出了問題，必須多方調理，才能夠養出靈活雙眼。眼睛是吸收外界資訊

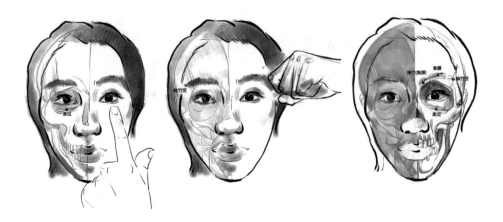

來源的重要媒介，但如果因為過度使用、長時間近距離盯著3C產品，或者缺乏日照，甚至是飲食、作息不好時，也會影響體內流質如氣、血、水的循環運作失調，這會加重眼睛器官的負擔。《內經》指出，人體「五臟六腑之精氣，皆上注於目而為之精」、「兩目者營衛魂魄之所常」，等於是眼睛與內臟都有關，眼睛在一定程度上反映了臟腑的疲勞與損傷；反之，體內器官若出問題，也會間接影響眼睛健康。當眼睛出現不適症狀如老花眼、白內障、乾眼症、多淚症時，中醫的治療方式會先辨別疾病的證候，再依據個人狀況開立各種湯方或科學中藥，甚至可搭配鍼刺、線灸等來舒緩眼睛不適並消除疼痛。中醫對眼疾治療已有現代科學雙盲試驗證據支持，無論是幼兒近視初期、老年黃斑部病變、青光眼前期、白內障前期、視神經萎縮、視野缺損、眼睛疲勞、乾眼症、多淚症、眼瘀、眼睛癢、過敏以及其他眼疾等，都能配合西醫眼科共同處置。過度使用眼睛而出現的退化現象，可配合穴位按摩，所謂「通則不痛、痛則不通、將通未通也痛」，若適當進行，可舒緩不適。眼區穴位相當多，平日可以透過熱毛巾熱敷，可比體溫高5度左右（約42至43℃左右）直接蓋在眼睛區域上，能幫助舒緩眼睛。另外，也建議可每天依序按壓眼睛周圍穴道數十次；按摩方式可以手指近心端指關節慢慢用力順時針觸摸，但須留意不要壓迫到眼球。

第九章　藥典記錄之藥方

一、前言

以漢藥或中藥為名的各種藥品，其管理原則是以「藥典」為圭臬。遣唐使將漢帝國時期依《傷寒論》為主體的醫藥方術知識帶往日本，東瀛開始出現使用漢方生藥的醫者，江戶時期開始興起不同流派，和制漢語醫學譯詞也一路影響迄今，比如神經（神氣之經絡）、過敏（過覺敦敏）。藥典收載的藥品繁多，從江戶時期開始有各類的方劑書，到近現代則有各種藥品集。當代的中國、日本、台灣則是皆有出版具法律效力的《藥典》。藥典收載的藥品、附注的方劑很多，本文從中以經方為核心，探討藥典裏收載的經方。

二、藥典的藥方

依據醫藥原典的理論，所謂中醫內涵，我們可以初步分成兩大領域，即外治法以及內治法[1]。以鍼刺艾灸為主的外治法，其理論基於《靈樞》，可上源回溯到出土文物馬王堆醫書的《足臂十一脈》與《陰陽十一脈》兩部經書。以開立各種自然界的植物、礦物、動物品項生藥（濃縮中

---

[1] 依原典今本《黃帝內經素問·移精變氣論》：「毒藥治其內，鍼石治其外。」《黃帝內經素問·湯液醪醴論》：「毒藥攻其中，鑱石鍼艾治其外也。」以及《黃帝內經素問·示從容論》：「令人體重煩冤，當投毒藥刺灸砭石湯液，或已或不已。」米穀蒸熟自然發酵後，上層清澈液狀為「湯液」，下層米穀膏渣為「醪醴」。這些有攻瀉藥效的湯液、醪醴，通稱「毒藥」。各種治內的湯液、醪醴都是《傷寒論》系統之「湯方」。

藥細粒製劑、水煎藥飲片、生粉等）為主的湯方內服內治法，基於《傷寒論》，可上源回溯到古典《湯液經法》。一般多以《漢書・藝文志》的「經方」之名來論述各種湯液治療，除了「經方」，漢帝國時期民間亦有使用「常方」為名〔可見於漢元帝（B.C.75～33）時期之《居延漢簡》〕的用法。經方現在多指涉張仲景處方，方藥組合簡單明確。《隋書・經籍志》稱這些湯液為「醫方」。《舊唐書・經籍志》分為「本草、養生、病源單方、食經、雜經方、類聚方」，《新唐書・藝文志》則統合各種藥方、要方稱「醫術」。

藥品管理最基本的依據是藥典，最早的傳統醫學藥品（中藥）藥典紀錄，是唐帝國在西元659年（顯慶四年）官方編纂《本草》（《新修本草》）。此為世界上首部由國家政府機關頒布、具有法律效力之藥學專著，目前被東方學者認為是最早的藥典，並提出敦煌出土文物與相關文獻典籍的證據支持（不過以科學態度觀察，應以《本草拾遺》開始才是）。歐美地區頒布之藥典，亦多收載生藥及衍生物品項。

近年來，各國重視藥品安全，也對生藥相關規範逐年增加。隨著日本發生漢方藥肝炎事件，台灣馬兜鈴酸及鉛丹藥害事件，在管理層面上，顯示出對於中藥之相關管理非常重要，且應該重視。《台灣中藥典》目前收載基準方200方劑，皆為臨床常用方劑，亦是藥廠濃縮生藥細粒製劑（科學中藥）參考的依歸。

台灣、日本、中國大陸三藥典，是藥品生產、檢驗、供應、使用和監督管理的法定依據，在內涵上有逐年逐版增加的趨勢；《日本藥局方》十七改正有210常用漢方完整經史、基礎、臨床研究資料，中國大陸《中華人民共和國藥典》2020年版亦有經典方100方完整資料，可徵中藥品管益發受到重視。《台灣中藥典》收錄之200方[2]，其中41方屬經方，著者

---

[2] 改制為衛福利部前的行政院衛生署，自1990年7月起到1996年6月，委由當時台灣區製藥工業同業公會李沐勳擔任主持人，協同主持人王光昭教授、顏焜熒教授、吳午龍教授、張家馴醫師、張永勳教授、李水盛教授、高尚德教授、張永賢教授、楊玲玲教授、溫國慶組長、張光雄（明通）、沈重光（順天堂）、陳

初步比較中、日、台《藥典》共通方藥，期以豐富臨床為目的。

　　各國都有《藥典》（圖9.1左，愛丁堡1699年，右，WHO1951年首版）。唐帝國開元年間，陳藏器蒐集《新修本草》遺漏之民間藥，將《新修本草》進行增補、辨誤，編寫《本草拾遺》，該書擴展了藥之範圍，並辨識品類（基原）。對藥品偏性分級，分成大毒、有毒、小毒、微毒四種分級並做標記。

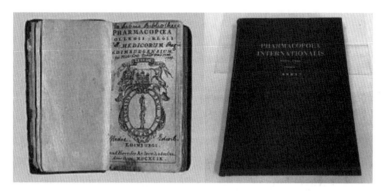

圖9.1　　《藥典》圖

　　廿世紀五○年代，中國學者撰文指出唐·蘇敬等編纂《新修本草》

裕昌（科達）、林宗旦（復旦）、顏清輝（生春堂）、劉萬連、朱文信先生、魏麗珠等產、官、學、研各界專家，執行「訂定中藥標準方」計畫，從古代上千方典籍中，評選出在療效、使用上較常用者，再經由衛生署中醫藥委員會審議，討論通過後，確定基準方的設定走向。以六年之時間共同研訂出337個常用中藥標準方劑，供衛生署中醫藥委員會參考。在標準方制定之後，衛生署1995年8月把「中藥標準方」易名為「中藥基準方」，並於8月31日由時任李明亮署長公告「六味地黃丸等中藥基準方一百方」（衛署藥字第84056272號文），中藥廠業者申請與中藥基準方相同藥品查驗登記，均依基準方辦理，若原有藥品許可證處方內容與基準方相同，但效能、適應症不同者，自公告日二年內辦理許可證變更。2000年6月29日繼續公告「新增聖癒湯等中藥基準方一百方」（衛署中字第89037929號）。目前337方已公告200方。

是一部《藥典》，今日此說已成公認。然而將該書與現時諸《藥典》條件進行對比，結果表明該書不具備藥典條件。再者該書原作者及歷代醫藥學家都未提及《新修本草》是藥典，因此稱其為藥典欠妥。那琦（1983年）《重修政和本草》條目有載北市南天書局於民國六十五年八月，據晦明軒本之覆刻本予以重景，乃《證類本草》[3]各版本中，現存最早之版本。

3　最早記載《證類本草》刊行的史料為艾晟《經史證類大觀本草・序》。該〈序〉記「集賢孫公，得其本而善之。邦計之暇，命官校正，募工鏤版……大觀二年（1108）十月朔。通仕郎行杭州仁和縣尉管句學事艾晟序」。艾晟於〈序〉中未明指孫公為誰及其刊刻時間，學界對此〈序〉的詮釋目前有四種。一、認為孫公為孫覿、刊刻時間為大觀二年，如：尚志鈞：〈《大觀本草》的刊本〉，《本草人生》（北京：中國中醫藥出版社，2010），頁375到376；岡西為人：《宋以前醫籍考》，頁1233。二、中尾萬三認為《證類本草》成於元豐五、六年（1082～1083年）間，孫升在元祐五至八年（1090～1093年）間雕板。三、渡邊幸三認為《證類本草》初刊於大觀二年，集賢孫公非孫覿和孫升。四、周雲逸提出孫覿在大觀三年才進士及第，不可能是艾晟大觀二年〈序〉中的「集賢孫公」。其另提出《證類本草》約元祐五年（1090年）終稿後到紹聖二年（1095年）集賢院學士改稱集賢殿修撰期間，擔任集賢院學士且為孫姓者，即為孫升；孫升於元祐五年（1090年）至元祐八年（1093年）擔任集賢院學士期間，刊刻《證類本草》。因孫升於元符二年（1099年）過世，她主張艾晟序是為自己大觀二年刊刻的《經史證類大觀本草》作〈序〉。奠基在周雲逸考證上，配合孫升任集賢院學士的史料，中研院陳韻如研究認為，應縮限刊刻時間為元祐六年（1091年）至紹聖元年（1094年）間。孫升元祐六年為集賢殿修撰，元祐七年任集賢殿修撰權知應天府，見李燾《續資治通鑑長編》，卷四五七、四七四，頁10936、11307；宋綬、宋敏求編，司義祖校點：《宋大詔令集》（北京：中華書局，1962），卷二〇七，頁776；中尾萬三：〈紹興校定經史證類備急本草ノ考察、朝鮮ニ於ケル漢藥ノ調查〉，《上海自然科學研究所彙報》，2期（1933），頁11到132；渡邊幸三：〈唐慎微の經史證類備急本草の系統とその版本〉，《本草書の研究》（大阪：杏雨書屋出版社，1987），頁42到114；周雲逸：《證類本草與宋代學術文化研究》（北京：社會科學文獻出版社，2017），頁38到44。

　　中華民國政府公告函（1995～10）「公告六味地黃丸等中藥基準方一百方」見於《數位典藏與數位學習聯合目錄》、中藥典暨圖鑑查詢網及《台灣中藥典第III版》、《台灣中藥典第IV版》（衛生福利部中醫藥司官網有完整檔），還有中國《經典名方百首》與日本《藥局方》（日本厚生勞働省網路公告前一版的日、英文完整檔）可於網路上完整看到。在《台灣中藥典第IV版》（2022）收錄中藥基準方劑200首；《中華人民共和國藥典2020》（2020）收錄經典名方共100首。《台灣中藥典》自2013年4月起正式實施，凡製造、輸入台灣的中藥材，必須滿足上述標準。最近第三版於2019出中、英文版，全書收載357個生藥品項，新增中藥材55個品項及中藥製劑2個品項，並有標準方劑200方。新修訂的《台灣中藥典第四版》全書收載394個生藥品項，已公告於2022年6月1日起生效。

　　《漢書・藝文志・方技略》記載醫學流派「醫經、經方、房中、神遷」四家。經方十一家著作：《五藏六府痹十二病方》卅卷、《五藏六府疝十六病方》三卷、《五藏六府癉十二病方》三卷、《風寒熱十六病方》廿六卷、《黃帝扁鵲俞跗方》廿三卷、《五藏傷中十一病方》卅一卷、《客疾五藏狂顛病方》十七卷、《金瘡瘲瘲方》卅卷、《湯液經法》卅二卷。經方為「醫方之祖」，《傷寒論》113方、88味藥，《金匱要略》258方、209味藥，除去重複者，共計279方、藥品224味（食療方藥53）。

　　2004年開始推出的《台灣中藥典》，目前是施行第四版（2022），收載生藥394品項、基準方I-100方II-100方共200基準方。1953年開始推出的《中華人民共和國藥典》目前是施行第十一版（2020），第一部收載生藥616品項、經典方100方。1886年開始試行的《日本藥局方》目前是第十七改正（2016），從第二版1891年開始收載生藥，目前有植物草本生藥234品項、常用漢方製劑294方[4]。

---

[4] 日本於明治19年（1886年）頒布國家藥典，名為「日本藥局方」，即取材自十二世紀初宋代官方刊行的藥劑典籍「藥局方」，由此可見宋代藥典對於前近代東亞醫藥知識傳布的代表性意義。即便中國傳統草藥學知識的影響力相當大，但是在20世紀初中國初建現代國家體制的過程中，編纂國家藥典概念主要

　　比對（Comparative Study）計有麻黃湯[022]、小青龍湯[024]、葛根湯[025]、大茈胡湯[108]、茈胡桂枝湯[114]、小茈胡湯[115]、芍藥甘草湯[116]、半夏厚朴湯[121]、桂枝茯苓丸[127]、眞武湯[131]、大建中湯

參考對象為十九世紀以降西方列強制定國家藥典的先例，以及承襲西方國家制度的日本。成書於民國29年（1930年）的第一版《中華藥典》，可說是中國第一部具有現代藥品管理標準化概念的國家藥典，其成書的背景與十九世紀末以來歐美學界呼籲建構國際合成藥物規範的願景，密切相關。《中華藥典》編纂成書的同時，1929年的「布魯塞爾協議」（Brussels Agreement）由歐洲及埃及組成的14國政府授權代表簽署，追求各國藥品規範趨於統一化的目標，此為第一次世界大戰後的戰間期間，世界各國對於化學合成藥物規範最重要的國際協定之一。在廿世紀初期國際趨於統一藥品品項與管理規範的浪潮下，刊行於上海、杭州的出版品所列藥物品項名稱多雜異，身處北京的多位中華藥學會成員遂提請北洋政府內務部衛生司推行編纂藥典一事，但因故中斷計畫，直到民國17年（1928年）國民政府定都南京，政局趨於穩定後，始著手推動編纂事宜。時任浙江省民政廳長的朱家驊（1893～1963年）在該年第一次衛生行政會議上，藉五省民政官員聯席之便，提出〈速宜制訂藥制案〉，並針對設立專門編輯委員會、蒐集藥物成分與化驗的內容、考量中國人各地區人群體質差異等細節，提出相當具體的建議，中華民國衛生部遂決議盡速實行。特別值得一提的是，朱家驊的提案建請編纂委員會至少須聘請20位專家，並且「以藥學人才為主體，醫學人才為輔佐」，具有尊重藥學專業的思維。但由於當時中國醫學會與中國藥學會成立時間尚短，難以承辦這部國家級藥品典籍計畫，因此衛生部遂自行撥款聘任編纂、出版。該任務由衛生部長劉瑞恆任總編纂，並下設5個工作小組，分別為生藥組、有機化學組、無機化學組、制劑組與生物製品組，分別由衛生部官員嚴智鐘等專家於民國18年（1929年）1月4日開始編纂、校對等工作，歷時八個月又四天完成初稿，再費各三個月完成初校及二校，終得以於1930年面世。《中華藥典》原擬參考日本於1886年頒布的「日本藥局方」之名，亦取名為「中華藥局方」，但為凸顯該出版物的重要性，改取名為「中華藥典」，以期讓本書在海關檢查進口藥品或配製藥劑時，發揮如同法典或法令規範的作用。在體裁上，大致以1926年出版之《美國藥典》第十版為藍本，再擷取英、德，日三國藥典的優點，並參考多國藥典（如墨西哥、古巴等），最後加入國產藥材及生藥，共計收錄藥物708項，包含生藥101項、有機藥品197項、無機藥品101項、生物製藥品5項、製劑285項。

[133]、苓桂朮甘湯[142]、半夏瀉心湯[147]、當歸芍藥散[161]、桔梗湯[166]，共15個經方（10個《傷寒論》方、5個《金匱要略》方），同樣收錄於台灣、中國、日本藥典。

比較表

	台灣中藥典第四版	中國藥典第十一版	日本藥局方第十七版
編纂	衛福部中醫藥司	國家藥典委員會	宮內廳厚生勞働省
首版	2004 年出版	1953 年出版	1886 年出版
生藥	394 個品項	616；另 487 種製劑	234 個品項
方劑	基準方 200 方	經典方 100 方	常用 294 製劑
經方	中藥基準方 I-100 方劑 (17) 中藥基準方 II-100 方劑 (41)	傷寒方 14 金匱方 14	一般用漢方製劑製造販賣基準 294 個漢方（28 種古方）

　　東亞三國藥典生藥名稱相同者有40種[5]：丁香、大棗、山茱萸、五味子、天麻、火麻仁、牛黃、牛蒡子、半夏、何首烏、決明子、牡丹皮、防風、枇杷葉、知母、羌活、威靈仙、紅花、苦參、夏枯草、桃仁、桑白

生藥分析

生藥基原 & 藥用部位一致

· 生藥名稱相同的有 40 種（依《台灣中藥典》藥序）
· 丁香、大棗、山茱萸、五味子、天麻、火麻仁、牛黃、牛蒡子、半夏、何首烏、決明子、牡丹皮、防風、枇杷葉、知母、羌活、威靈仙、紅花、苦參、夏枯草、桃仁、桑白皮、益智、荊芥、荊芥穗、馬錢子、淫羊藿、蛇床子、麻黃、番瀉葉、黃芩、黃耆、葛根、蒼朮、酸棗仁、豬苓、澤瀉、薏苡仁、薑：乾薑、蘇木。

5　從二戰時期有名的常山基原案例，早先中、日藥典生藥來源差異主要是：同名異物，漢名相同而來源相異，如安息香、延胡索、茈胡、當歸；同物異名，來源相同而生藥名相異，如土茯苓、北沙參、魚腥草等；藥用部位相異，如茵陳、枳實。產生以上的差異，主要原因有史地因素、學術觀點差異、風土道地不同。

皮、益智、荊芥、荊芥穗、馬錢子、淫羊藿、蛇床子、麻黃、番瀉葉、黃芩、黃耆、葛根、蒼朮、酸棗仁、豬苓、澤瀉、薏苡仁、薑：乾薑、蘇木。

東亞三國藥典生藥名稱不同有13種，以台灣名、序為準：小茴香（日：茴香）土茯苓（日：山歸來）、天門冬（中：天冬）、北沙參（日：濱防風）、白茅根（日：茅根）白扁豆（日：扁豆）、忍冬藤（日：忍冬）、桔梗（日：桔梗根）、魚腥草（日：十藥）、麥門冬（中：麥冬）、蓮子（日：蓮肉）、薑：生薑（日：乾生薑）、檳榔（日：檳榔子）。

生藥分析

生藥基原 & 藥用部位一致
- 生藥名稱不同的有 13 種（依《台灣中藥典》藥序）
- 小茴香（日茴香）土茯苓（日山歸來）、天門冬（中天冬）、北沙參（日濱防風）、白茅根（日茅根）白扁豆（日扁豆）、忍冬藤（日忍冬）、桔梗（日桔梗根）、魚腥草（日十藥）、麥門冬（中麥冬）、蓮子（日蓮肉）、薑：生薑（日乾生薑）、檳榔（日檳榔子）。

三、用藥五字訣

2017年10月中華民國衛生福利部明示用藥注意：「停、看、聽、選、用」，不管選用什麼藥品，都應遵守此五字訣。

「停」止不當看病、購藥及用藥行為，不隨意購服來路不明藥品，停止「病急亂投醫」的做法，為了自己的健康，有病看中醫用中藥時，應找專業中醫師、藥師。堅持用藥五不原則：不聽、不信、不買、不吃、不推薦。（一）不聽地下電台或其他不當藥品廣告。（二）不信神奇療效的藥品。（三）不買來路不明的藥品。（四）不吃來路不明的藥品。（五）不推薦藥品給其他人。

「看」病請找合格中醫師診治，並應向醫師說清楚健康是您的權利，

保健是您的責任，看病時先了解自己身體狀況，清楚表達自己的身體狀況，向醫師說清楚下列事項：（一）哪裏不舒服，大約何時開始，何種情況下覺得比較舒服等。（二）有無藥品或食物過敏史，以及特殊飲食習慣。（三）曾經發生過的疾病，包含家族性遺傳疾病。（四）目前正在使用的藥品，包含中、西藥或健康食品。（五）女性需告知是否懷孕、正準備懷孕或正在哺餵母乳。

　　「聽」專業醫師、藥師說明，聽從專業（中西醫師、藥師）的意見，信任醫師的指導與建議。（一）與醫師、藥師做朋友，用藥問題洽詢醫師、藥師。（二）生病找中醫時，聽從醫師的意見與建議，不隨意找無醫師執照人員看病。（三）用藥疑慮諮詢醫師、藥師，聽從專業意見與建議。（四）使用中藥要聽從醫師意見與建議，不任意更改用藥方法、劑量及時間。（五）若服用中藥、西藥後有不適現象，可以立即向醫師反映。

　　「選」購安全、有效中藥，選擇合格藥品來源或選購有認證的中藥。（一）了解到什麼地方選購中藥。（二）知道用藥原因及如何選購正確中藥。（三）知道如何區分及選購合法（中、西）藥品、健康食品及一般食品。（四）知道中藥儲存及使用期限。

　　「用」中藥時應遵醫囑、講方法。中藥同樣有它特別的藥性、療效及毒性，要依照醫藥人員的指導正確使用才安全。藥即是毒：指偏性。（一）知道中藥使用禁忌。（二）知道如何正確使用中藥、健康食品及一般食品。（三）知道中藥正確的使用時機與服用方法。（四）明白藥物間及藥物食物間交互作用。

　　中藥之煎法與服法：（一）煎藥容器最好使用陶瓷鍋罐或不鏽鋼鍋，忌用鐵器或鋁鍋、銅鍋、錫鍋；理想燃煤是瓦斯，因可以控制火勢大小。（二）將藥放入鍋內加冷水浸過藥面一至二公分，如有些藥物隨水浮起則稍攪拌，藥物經水浸濕約三十分至一小時再行煎煮。（三）一般先用大火煎沸，後改用中火或小火，以免藥汁溢出及過快熬乾；煎藥時不宜頻頻打開鍋蓋，以減少揮發油成分損失。（四）一帖藥可煎二回，頭煎與二煎的濃度不同，應該把兩次煎液混合均勻，分二至三次飯後一小時溫服。留待下一餐喝的要放進冰箱，防止變質，飲前加溫。（五）一般人買多日份中

藥材，尚未用到的藥材應包妥放進冰箱冷藏。

謹記「停、看、聽、選、用」原則，停：停止不當看病、購藥及用藥行為；看：看病請找醫師診治；聽：聽專業醫師、藥師說明；選：選購安全、有效中藥（科學中藥或優質中藥材）；用：用中藥時應遵醫囑。注意若自己準備藥材注意煎服法、或直接由合格醫療院所診療取得濃縮生藥細粒製劑（科學中藥）帶回家[6]。

四、草藥

國內現行的中草藥市場品，包含了中藥與民間草藥，中藥包含科學中藥與燉煮的生藥藥材。民間草藥一般以「外用」居多，少數可「內服」者，多出現在青草茶店，以清熱解暑類為主。不過草藥是屬於生活輔助品，無法替代醫療的藥品。比如：感冒初期可以配合使用枇杷膏、薑湯、水梨湯等輔助品做調養，但重感冒就需要使用各類藥品（中藥或西藥）來處置。

外用的台灣青草藥，最著名者為「到手香（*Coleus amboinicus* Lour.）」與「倒地蜈蚣（*Torenia concolor* Lindl.）」。唇形科植物到手香，又名倒手香、左手香、過手香、印度薄荷、印度琉璃苣，跟景天科植物倒吊蓮會搭配混用。洗淨後，搗爛外敷，主治傷口輕度發炎不癒，精製處理過的到手香，有時會用來烹調肉類可去腥味。玄參科植物倒地蜈蚣，又名釘地蜈蚣、四角銅鑼，經過炮製處理後的全草，會配合在中暑、痢疾、瘡癤、燒燙傷、筋骨疼痛時使用。

民間草藥非醫師用「藥品」，青草藥納入本草書記載，是從清前期《本草綱目拾遺》（1765）開始，而正式納入有法律效力的國家《藥典》是自《台灣傳統藥典》（2004），目前通行的《藥典》為2022年6月施行的《台灣中藥典第四版》。而在2014年時，衛生福利部中醫藥司即公告

6　中華民國衛生福利部中醫藥司資訊公告。

過民俗療法所使用的「草藥」，並非醫師使用的藥材。已故知名毒物科專家林杰樑、中醫藥專家陳俊明皆曾表示，沒有完整的文獻證實到手香的功效，而且到手香帶有輕微的神經毒性，隨意使用或食用都很危險。社群媒體有出現使用到手香漱口的方式，那只是剪貼漱口水、西瓜霜混合起來使用的錯誤資訊，切記不能隨意將草藥內用。

目前國內醫院、診所門診各種治療用的處方，是從《傷寒論》、《小品方》、《千金方》與《溫疫論》等醫籍出現的古方化裁而來，服用後對治生病者之疾病證候（Syndromes）。以當前門診最常見的COVID-19新冠後遺症為例，全國中醫、西醫都有通訊門診（Telemedicine），快篩陽性者經西醫師判定視同確診，確診後選用治療品項中、西藥都有。輕症者也可能很不舒服，從輕症到中、重症，會有不同程度的病理表現：輕症多半會出現喘、疲憊、低熱；中症會有咽喉乾痛、鼻塞、流涕、喘促等上呼吸道症狀；重症是各種的肺炎、甚至嚴重感染敗血症狀。重症者需要由專責病房照顧。還有暈、咳、喘、疲倦或是掉頭髮等。這些狀況都需要用處方藥，絕對不建議自行服用草藥。尋求合格醫療院所開立對症處方，自行囤積藥品並非上策。

疫後保健「病生理（Pathophysiology）」身體模型，在經典醫藥文獻稱為「差後勞復」，有針對各類症候群列出治療處方。在今本《黃帝內經》與中醫養生相關典籍已經揭示要少食、飲水、多動、寡欲、睡好、放鬆，才是養生原則，不用特別吃某草藥。對於疾病，更無法單純靠日常食療保健，須由醫師診療使用合適的藥品來處置！注意清潔、選擇對症醫療模式，切忌亂服保健品，阻礙身體體內器官實質（臟腑）與流質（氣、血、水）運行，要透過醫療院所開立合適的保養、治療處方。民間草藥多半是外用應急的輔助品，使用前還是要找合格醫事人員。網路上各種以訛傳訛的資訊，就當作茶餘飯後的讀物。如此，才是真正的養生保健之道。

五、小結

中華民國衛生福利部公告台灣中藥基準方劑200方，分別於1995年8月31日公布100方及2000年6月29日公布第二100方，200方劑之中經方共計58處方，目前即將推出第三基準方。東亞台、中、日藥典共同載有15經方，都是常見核心處方（Core Prescriptions）應用於臨床，不論新興疾病或古老痼疾，在診斷證候恰當的前提下，掌握治療上的陰陽病勢平衡、養生與治病的分際，即有一定程度之治療效果。辨別陰陽病勢是傷寒六病系統（《傷寒論》相關資訊可見本書第三章、第四章）的核心，六病的提綱分別為：（一）太陽之為病，脈浮、頭項強痛而惡寒。（二）陽明之為病，（謂）實也。（三）少陽之為病，口苦、咽乾、目眩也。（四）太陰之為病，腹滿而吐、自利。（五）少陰之為病，脈微細、欲寐。（六）厥陰病（腕踝有溫度差，四肢末梢涼），消渴、飢而不能食。日常活動，需生活作息規律有度，如果真出現疾病，無法養「生」，就得尋求醫師來處理各種結構性、功能性的問題。

附一：《傷寒論》基本方藥

方劑	生藥	服法
1. 桂枝湯	桂枝三兩（去皮）　芍藥三兩　甘草二兩（炙）　生薑三兩（切）　大棗十二枚（擘）	分溫三服
2. 桂枝加葛根湯	桂枝三兩（去皮）　芍藥三兩　甘草二兩（炙）　生薑三兩　大棗十二枚（擘）葛根四兩	分溫三服
3. 桂枝加附子湯	桂枝三兩（去皮）　芍藥三兩　甘草二兩（炙）　生薑三兩　大棗十二枚　附子一枚（炮去皮破八片）	分溫三服
4. 桂枝去芍藥湯	桂枝三兩（去皮）　甘草二兩（炙）生薑三兩　大棗十二枚	分溫三服
5. 桂枝去芍藥加附子湯	桂枝三兩　甘草二兩（炙）　生薑三兩大棗十二枚　附子一枚	分溫三服
6. 桂枝麻黃各半湯	桂枝一兩十六銖（去皮）　芍藥一兩生薑一兩　甘草一兩（炙）　麻黃一兩（去節）　大棗四枚　杏仁二十四枚（湯漬去皮尖及兩仁者）	分溫三服
7. 桂枝二麻黃一湯	桂枝一兩十七銖（去皮）　芍藥一兩六銖　麻黃十六銖（去節）　生薑一兩六銖（切）　杏仁十六個（去皮尖）　甘草二兩二銖（炙）　大棗五枚	分溫再服
8. 白虎加人參湯	知母六兩　石膏一斤（碎綿裹）　甘草二兩（炙）　粳米六合　人參三兩	分溫三服
9. 桂枝二越婢一湯	桂枝（去皮）　芍藥十八銖　麻黃十八銖　甘草（炙）十八銖　大棗四枚　生薑一兩二銖（切）　石膏二十四銖（碎綿裹）	分溫再服

方劑	生藥	服法
10. 桂枝去桂加茯苓白朮湯	芍藥三兩　甘草二兩（炙）　生薑三兩（切）　大棗十二枚（擘）　茯苓三兩　白朮三兩	分溫三服
11. 甘草乾薑湯	甘草四兩（炙）　乾薑二兩	分溫再服
12. 芍藥甘草湯	芍藥四兩　甘草三兩（炙）（成無己本甘草四兩）	分溫再服
13. 調胃承氣湯	大黃四兩（去皮酒洗）　甘草二兩（炙）芒硝半升	分溫四服，日三服
14. 四逆湯	甘草二兩（炙）　乾薑一兩半　附子一枚（生用去皮剖八片）	分溫再服
15. 葛根湯	葛根四兩　麻黃三兩（去節）　桂枝二兩（去皮）　芍藥二兩　甘草二兩（炙）生薑三兩（切）　大棗十二枚（擘）	分溫三服
16. 葛根加半夏湯	葛根四兩　麻黃三兩（去節）　桂枝二兩（去皮）　芍藥二兩　甘草二兩（炙）生薑三兩（切）　大棗十二枚　半夏半升（洗）	分溫三服
17. 葛根黃連黃芩甘草湯	葛根半斤　黃連三兩　黃芩三兩　甘草二兩（炙）	分溫再服
18. 麻黃湯	麻黃三兩（去節）　桂枝二兩（去皮）甘草二兩（炙）　杏仁七十個（去皮尖）	分溫三服
19. 大青龍湯	麻黃六兩（去節）　桂枝二兩（去皮）甘草二兩（炙）　杏仁四十個（去皮尖）生薑三兩（切）　大棗十枚（擘）　石膏（如雞子大碎綿裹）	分溫三服，一服汗者停後服
20. 小青龍湯	麻黃三兩（去節）　桂枝三兩（去皮）芍藥三兩　細辛三兩　乾薑三兩　甘草三兩（炙）　五味子半斤　半夏半升（洗）	分溫三服

方劑	生藥	服法
21. 桂枝加厚朴杏仁湯	桂枝三兩（去皮）　芍藥三兩　甘草二兩（炙）　生薑三兩（切）　大棗十二枚（擘）　厚朴二兩（炙去皮）　杏仁五十個（去皮尖）	分溫三服
22. 桂枝加芍藥生薑各一兩人參三兩新加湯	桂枝三兩　芍藥四兩　甘草二兩（炙）　人參三兩　大棗十二枚　生薑四兩	分溫三服
23. 麻黃杏仁甘草石膏湯	麻黃四兩（去節）　杏仁五十個（去皮尖）　甘草二兩（炙）　石膏半斤（碎綿裹）	分溫再服
24. 桂枝甘草湯	桂枝四兩（去皮）　甘草二兩（炙）	頓服
25. 茯苓桂枝甘草大棗湯	茯苓半斤　桂枝四兩（去皮）　甘草二兩（炙）　大棗十五枚（擘）	分溫日三服
26. 厚朴生薑半夏甘草人參湯	厚朴半斤（炙去皮）　生薑半斤（切）　半夏半升（洗）　甘草二兩（炙）　人參三兩	分溫日三服
27. 茯苓桂枝白朮甘草湯	茯苓四兩　桂枝三兩（去皮）　朮二兩　甘草二兩（炙）	分溫三服
28. 芍藥甘草附子湯	芍藥三兩　甘草三兩（炙）　附子一枚（炮去皮剖八片）	分溫三服
29. 茯苓四逆湯	茯苓四兩　甘草二兩（炙）　乾薑一兩半　附子一枚（生用去皮剖八片）　人參三兩	分溫日三服
30. 水	水	少少與飲之
31. 五苓散	豬苓十八銖（去皮）　澤瀉一兩六銖　桂枝半兩（去皮）　白朮十八銖　茯苓十八銖	擣為散、以白飲和、服方寸匕。日三服。多飲煖水、汗出癒

方劑	生藥	服法
32. 茯苓甘草湯	茯苓二兩　桂枝二兩（去皮）　甘草一兩（炙）　生薑三兩（切）	分溫三服
33. 梔子豉湯	梔子十四個（擘）　香豉四合（綿裹）	分為二服、溫進一服。得吐者、止後服
34. 梔子甘草豉湯	梔子十四個（擘）　甘草二兩（炙）香豉四合（綿裹）	分為二服、溫進一服。得吐者、止後服
35. 梔子生薑豉湯	梔子十四個（擘）　生薑五兩（切）香豉四合（綿裹）	分為二服、溫進一服。得吐者、止後服
36. 梔子厚朴湯	梔子十四個（擘）　厚朴四兩（炙去皮）枳實四枚（浸水炙令黃）	分為二服、溫進一服。得吐者、止後服
37. 梔子乾薑湯	梔子十四個（擘）　乾薑一兩	分為二服、溫進一服。得吐者、止後服
38. 乾薑附子湯	乾薑一兩　附子一枚（生用去皮剖八片）	頓服
39. 玄武湯	茯苓三兩　芍藥三兩　朮二兩　生薑三兩（切）　附子一枚（炮去皮剖八片）	以水八升、煮取三升、去滓、溫服七合。日三服
40. 小茈胡湯	茈胡半斤　黃芩三兩　半夏半升（洗）人參三兩　甘草二兩（炙）　生薑三兩（切）　大棗十二枚（擘）	分溫日三服

方劑	生藥	服法
41. 小建中湯	桂枝三兩（去皮） 芍藥六兩 甘草二兩（炙） 大棗十二枚（擘） 生薑三兩（切） 膠飴一升	分溫日三服
42. 大芘胡湯	芘胡半斤 黃芩三兩 芍藥三兩 半夏半升（洗） 生薑五兩（切） 枳實四枚 大棗十二枚（擘） 大黃二兩（酒洗）	分溫日三服
43. 芘胡加芒硝湯	芘胡半斤 黃芩三兩 半夏半升（洗） 人參三兩 甘草三兩（炙） 生薑三兩（炙） 大棗十二枚（擘） 芒硝二兩	分溫三服
44. 桃核承氣湯	桃仁五十個（去皮尖） 大黃四兩（酒洗） 桂枝二兩 甘草二兩（炙） 芒硝二兩	（分溫五服）一服五合。日三服
45. 芘胡加龍骨牡蠣湯	芘胡四兩 龍骨一兩半 黃芩一兩半（鉛丹一兩半） 人參一兩半 桂枝一兩半（去皮） 茯苓一兩半 半夏二合半（洗） 大黃二兩（酒洗） 牡蠣一兩半（熬） 大棗六枚（擘）	分溫三服
46. 桂枝去芍藥加蜀漆牡蠣龍骨救逆湯	桂枝三兩（去皮） 甘草二兩（炙） 生薑三兩（切） 大棗十二枚（擘） 牡蠣五兩（熬） 蜀漆三兩（洗去腥） 龍骨四兩	分溫三服
47. 桂枝加桂湯	桂枝五兩（去皮） 芍藥三兩 生薑三兩（切） 甘草二兩（炙） 大棗十二枚（擘）	分溫三服
48. 桂枝甘草龍骨牡蠣湯	桂枝一兩（去皮） 甘草二兩（炙） 牡蠣二兩（熬） 龍骨二兩	分溫日三服
49. 抵當湯	水蛭三十個（熬） 芒蟲三十個（去翅足熬） 桃仁二十個（去皮尖） 大黃三兩（酒洗）	（分溫三服）（一服）不下更服

方劑	生藥	服法
50. 抵當丸	水蛭二十個（熬）　芒蟲二十個（去翅足熬）　桃仁二十五個（去皮尖）　大黃三兩（酒洗）	擣分四丸，服一丸
51. 大陷胸丸	大黃半斤　葶藶子半升（熬）　芒硝半升　杏仁半升（去皮尖熬黑）　甘遂一錢匕（末）　白蜜二合	
52. 大陷胸湯	大黃半斤（去皮）　芒硝一升　甘遂一錢匕（末）	頓服
53. 小陷胸湯	黃連一兩　半夏半升　栝蔞實（大者）一枚	分溫三服
54. 三物小白散	桔梗三分　巴豆一分（去皮心熬黑研如脂）　貝母三分	白飲和服
55. 文蛤散	文蛤五兩	以沸湯和一錢匕服
56. 柴胡桂枝湯	柴胡四兩　黃芩一兩半　人參一兩半半夏二合半　桂枝一兩半　芍藥一兩半甘草一兩（炙）　生薑一兩半（切）大棗六枚（擘）	分溫三服
57. 柴胡桂枝乾薑湯	柴胡半斤　桂枝三兩（去皮）　乾薑二兩　栝蔞根四兩　黃芩三兩　牡蠣二兩甘草二兩（炙）	分溫日三服
58. 半夏瀉心湯	半夏半升（洗）　黃連三兩　黃芩三兩人參三兩　乾薑三兩　甘草三兩（炙）大棗十二枚（擘）	分溫日三服
59. 十棗湯	芫花末（熬）　大棗十枚（擘）　甘遂末　大戟末	頓服
60. 大黃黃連瀉心湯	大黃二兩　黃連一兩　黃芩一兩	以麻沸湯二升、漬之、須臾

方劑	生藥	服法
61. 附子瀉心湯	大黃二兩（酒洗）　黃連一兩　黃芩一兩　附子二枚（炮去皮剖別煮取汁）	以麻沸湯二升、漬之、須臾、絞、去滓、內附子汁、分溫再服
62. 生薑瀉心湯	生薑四兩（切）　黃連一兩　黃芩三兩人參三兩　乾薑一兩　甘草三兩（炙）半夏半升（洗）　大棗十二枚（擘）	分溫日三服
63. 甘草瀉心湯	甘草四兩（炙）　黃連一兩　黃芩三兩人參三兩　乾薑三兩　半夏半升（洗）大棗十二枚（擘）	分溫日三服
64. 理中湯	人參三兩　乾薑三兩　甘草三兩（炙）朮三兩	分溫日三服
65. 赤石脂禹餘糧湯	赤石脂一斤（碎）　太乙禹餘糧一斤（碎）	分溫三服
66. 旋覆花代赭石湯	旋覆花三兩　人參三兩　生薑五兩（切）代赭石一兩　半夏半升（洗）　大棗十二枚　甘草三兩（炙）	分溫日三服
67. 桂枝人參湯	桂枝四兩（去皮）　甘草四兩（炙）朮三兩　人參三兩　乾薑三兩	分溫三服
68. 瓜蒂散	瓜蒂一分（熬黃）　赤小豆一分	頓服
69. 黃芩湯	黃芩三兩　芍藥三兩　甘草二兩（炙）大棗十二枚（擘）	以水一斗、煮取三升、去滓、溫服一升
70. 黃芩加半夏生薑湯	黃芩三兩　芍藥三兩　甘草二兩（炙）大棗十二枚（擘）　生薑三兩（切）半夏半升（洗）	以水一斗、煮取三升、去滓、溫服一升

方劑	生藥	服法
71. 黃連湯	黃連三兩　甘草三兩（炙）　乾薑三兩　人參三兩　桂枝三兩（去皮）　半夏半升（洗）　大棗十二枚（擘）	分溫三服
72. 桂枝附子湯	桂枝四兩（去皮）　附子三枚（炮去皮剖八片）　生薑三兩（切）　大棗十二枚（擘）　甘草二兩（炙）	分溫三服
73. 桂枝附子去桂加白朮湯	附子三枚（炮去皮剖）　朮四兩　生薑三兩（切）　甘草二兩（炙）　大棗十二枚（擘）	分溫三服
74. 甘草附子湯	甘草二兩（炙）　附子二枚（炮去皮剖）　朮二兩　桂枝四兩（去皮）	分溫日三服
75. 白虎湯	石膏一斤（碎綿裹）　知母六兩　甘草二兩（炙）　粳米六合	以水一斗、煮取三升、去滓、溫服一升
76. 炙甘草湯（復脈湯）	甘草四兩（炙）　生薑三兩（切）　人參二兩　桂枝三兩（去皮）　生地黃一斤　阿膠二兩　麥門冬半升（去心）　麻仁半升　大棗三十枚	以清酒七升水八升、先煮八味、取三升去滓、內膠、烊消盡、溫服一升、日三服
77. 大承氣湯	大黃四兩（酒洗）　厚朴半斤（炙去皮）　枳實五枚（炙）	分溫再服
78. 小承氣湯	大黃四兩（酒洗）　厚朴二兩（炙去皮）　枳實三枚（炙）	分溫二服
79. 豬苓湯	豬苓一兩　澤瀉一兩　茯苓一兩　阿膠一兩　滑石一兩	分溫日三服
80. 蜜煎導	食蜜七合	浣劑
81. 土瓜根導	土瓜根	灌腸劑

方劑	生藥	服法
82. 大豬膽汁導	豬膽（大者）一枚　法醋	灌腸劑
83. 茵陳蒿湯	茵陳蒿六兩　梔子十四枚（擘）　大黃二兩（酒洗）	分溫三服（小便當利）
84. 吳茱萸湯	吳茱萸一升（洗）　人參三兩　生薑六兩（切）　大棗十二枚（擘）	分溫日三服
85. 梔子蘗皮湯	梔子十四個（擘）　甘草一兩（炙）黃蘗二兩	分溫再服
86. 麻黃連軺赤小豆湯	麻黃二兩（去節）　連軺二兩　杏仁四十個（去皮尖）　赤小豆一升　大棗十二枚（擘）　生梓白皮一升（切）生薑三兩（切）　甘草二兩（炙）	分溫三服
87. 桂枝加芍藥湯	桂枝三兩（去皮）　芍藥六兩　甘草二兩（炙）　大棗十二枚（擘）　生薑三兩（切）	分溫三服
88. 桂枝加芍藥大黃湯	桂枝三兩　大黃二兩　芍藥六兩　生薑三兩　甘草二兩（炙）　大棗十二枚	分溫日三服
89. 麻黃細辛附子湯	麻黃二兩（去節）　細辛二兩　附子一枚（炮去皮剖八片）	分溫日三服
90. 麻黃附子甘草湯	麻黃二兩（去節）　附子一枚（炮去皮剖八片）　甘草二兩（炙）	分溫日三服
91. 黃連阿膠湯	黃連四兩　黃芩二兩　芍藥二兩　雞子黃三枚　阿膠三兩	分溫日三服
92. 附子湯	附子二枚（炮去皮剖八片）　朮四兩茯苓三兩　人參三兩　芍藥三兩	分溫日三服
93. 桃花湯	赤石脂一斤（一半全用一半篩末）　乾薑一兩　粳米一升	以水七升、煮米令熟、去滓、内赤石脂末方寸匕、日三服

方劑	生藥	服法
94. 豬膚湯	豬膚一斤　白蜜一升　白粉五合	以水一斗、煮取五升、去滓、加白蜜一升、白粉五合、熬香、和令相得、溫分六服
95. 甘草湯	甘草二兩	分溫再服
96. 桔梗湯	桔梗二兩　甘草二兩	分溫再服
97. 半夏苦酒湯	半夏十四枚（洗剖如棗核）　雞子一枚（去黃內上苦酒著雞子殼中）	內半夏、著苦酒中、以雞子殼、置刀環中、安火上、令三沸、去滓、少少合嚥之。不差更作三劑
98. 半夏散及湯	半夏（洗）　桂枝（去皮）　甘草（炙）	散：服方寸匕日三服。湯：水一升煮七沸、內散兩方寸匕、更煮三沸、下火令小冷、少少嚥之
99. 白通湯	蔥白四莖　乾薑一兩　附子一枚（生去皮剖八片）　人尿五合	分溫再服
100. 白通加豬膽汁湯	蔥白四莖　乾薑一兩　附子一枚（生去皮剖八片）　人尿五合　豬膽汁一合	分溫再服

方劑	生藥	服法
101. 通脈四逆湯	甘草二兩（炙）　附子（大者）一枚（生用去皮剖八片）　乾薑三兩（強人可四兩）	分溫再服
102. 四逆散	甘草（炙）　枳實（破水漬炙乾）　茈胡　芍藥	各十分、擣篩
103. 烏梅丸	烏梅三百枚（苦酒漬）　細辛六兩　乾薑十兩　黃連十六兩　當歸四兩　附子六兩（剖去皮）　蜀椒四兩（出汗）　桂枝六兩（去皮）　人參六兩　黃蘗六兩　米五斗　蜜	
104. 當歸四逆湯	當歸三兩　桂枝三兩（去皮）　芍藥三兩　細辛三兩　甘草二兩（炙）　通草二兩　大棗二十五枚（擘）（一法十二枚）	溫分日三服
105. 當歸四逆加吳茱萸生薑湯	當歸三兩　桂枝三兩（去皮）　芍藥三兩　細辛三兩　甘草二兩（炙）　通草二兩　大棗二十五枚（擘）（一法十二枚）　吳茱萸二兩　生薑半斤（切）	以水六升、清酒六升、和煮取五升、去滓、分溫五服
106. 乾薑黃芩黃連人參湯	乾薑三兩　黃芩三兩　黃連三兩　人參三兩	分溫再服
107. 白頭翁湯	白頭翁二兩　黃蘗三兩　黃連三兩　秦皮三兩	以水七升、煮取二升、去滓
108. 四逆加人參湯	甘草二兩（炙）　附子一枚（生去皮剖八片）　乾薑一兩半　人參一兩	分溫再服

方劑	生藥	服法
109. 理中丸	人參三兩　乾薑三兩　甘草三兩（炙）朮三兩	蜜和為丸、如雞子黃許大、以沸湯數合、和一丸、研碎溫服之。湯：分溫日三服
110. 通脈四逆加豬膽汁湯	甘草二兩（炙）　乾薑三兩（強人可四兩）　附子（大者）一枚（生去皮剖八片）　豬膽汁半合	分溫再服
111. 枳實梔子豉湯	枳實三枚（炙）　梔子十四枚（擘）豉一升（綿裹）	分溫再服
112. 牡蠣澤瀉散	牡蠣（熬）　澤瀉　蜀漆（煖水洗去腥）葶藶子（熬）　商陸根（熬）　海藻（洗鹹）　栝蔞根	白飲和服方寸匕、日三服
113. 竹葉石膏湯	竹葉兩把　石膏一斤（碎綿裹）　半夏半升（洗）　麥門冬一升（去心）　人參二兩　粳米半升　甘草二兩（炙）	以水一斗、煮取六升、去滓、內粳米煮米熟、湯成去米、溫服一升、日三服

附二：《傷寒論》康治本全條文[7]

一、太陽病上：第1到11條

1. （趙刻宋本001）太陽之為病，脈浮，頭項強痛而惡寒。

2. （趙刻宋本002）太陽病，發熱、汗出、惡風，脈緩者，名為中風。

3. （趙刻宋本003）太陽病，或已發熱、或未發熱，必惡寒、體痛、嘔逆，脈陰陽俱緊者，名曰傷寒。

4. （趙刻宋本012）太陽中風，陽浮而陰弱。陽浮者，熱自發；陰弱者，汗自出。嗇嗇惡寒、淅淅惡風、翕翕發熱、鼻鳴、乾嘔者，桂枝湯主之。

5. （趙刻宋本013）太陽病，頭痛、發熱、汗出、惡風者，桂枝湯主之。

6. （趙刻宋本014）太陽病，項背強几几，反汗出惡風者，桂枝加葛根湯主之。

7. （趙刻宋本020）太陽病，發（汗）遂漏不止，其人惡風、小便難、四肢微急難以屈伸者，桂枝加附子湯主之。

8. （趙刻宋本021）太陽病，下之後，脈促、胸滿者，桂枝去芍藥湯主之。

9. （趙刻宋本028）服桂枝湯，或下之後，仍頭項強痛、翕發熱、無汗、心下滿微（痛）、小便不利者，桂枝去桂枝加茯苓白朮湯主之。

10. （趙刻宋本026）服桂枝湯，不汗出後，大煩渴不解，脈洪大者，白虎加人參湯主之。

11. （趙刻宋本029）傷寒，脈浮，自汗出、小便數、心煩、微惡

7　條文底本為安政五年（1858年）京都書林康治本《傷寒論》寫本，校本為永源寺古寫本《傷寒論》、貞元《傷寒論》、故宮趙開美翻刻宋本《傷寒論》修刻本。

寒、腳攣急，反服桂枝湯。得之便厥。咽中乾、煩、躁、吐逆者，與甘草乾薑湯，以復其陽。若厥愈者，與芍藥甘草湯，以其腳伸；若胃氣不和，譫語者，與調胃承氣湯；若重發汗者，四逆湯主之。

二、太陽病中：第12到31條

12. （趙刻宋本031）太陽病，項背強几几，無汗（惡）風者，葛根湯主之。

13. （趙刻宋本032）太陽與陽明合病者，必自下利，葛根湯主之。

14. （趙刻宋本033）太陽與陽明合病，不下利、但嘔者，葛根加半夏湯主之。

15. （趙刻宋本035）太陽病，頭痛、發熱、身疼腰痛、骨節疼痛、惡風、無汗而喘者，麻黃湯主之。

16. （趙刻宋本038）太陽中風，脈浮緊，發熱、惡寒、身疼痛、不汗出而煩躁者，青龍湯主之。

17. （趙刻宋本039）傷寒，脈浮緩，身不疼、但重，乍有輕時，無少陰證者，青龍湯發之。

18. （趙刻宋本061）發汗，若下之後，晝日煩躁不得眠、夜而安靜、不嘔、不渴，脈沉微、身無大熱者，乾薑附子湯主之。

19. （趙刻宋本063）發汗後，汗出而喘、無大熱者，麻黃甘草杏仁石膏湯主之。

20. （趙刻宋本065）發汗後，臍下悸，欲作奔豚者，茯（苓）桂枝甘草大棗湯主之。

21. （趙刻宋本067）發汗，若下之後，心下逆滿、氣上衝胸、起則頭眩者，茯苓桂枝甘草白朮湯主之。

22. （趙刻宋本069）發汗，若下之後，煩躁者，茯苓四逆湯主之。

23. （趙刻宋本070）發汗，若下之後，反惡寒者，虛也，芍藥甘草附子湯主之。但熱者，實也，與調胃承氣湯。

24. （趙刻宋本076）發汗，若下之後，虛煩不得眠。若實劇者，必反復顛倒、心中懊憹，梔子豉湯主之；若少氣者，梔子甘草豉湯

主之；若嘔者，梔子生薑豉湯主之。

25. （趙刻宋本082）太陽病，發汗，汗出後，其人仍（發）熱、心下悸、頭眩、身瞤動、振振欲擗地，脈沉緊者，真武湯主之。

26. （趙刻宋本096）傷寒中風，往來寒熱，胸脅苦滿，嘿嘿不欲飲食，心煩喜嘔，或胸中煩而不嘔、或渴、或腹中痛、或脅下痞硬、或心下悸、（或）小便不利、或不渴、（或）身有微熱、或咳者，小茈胡湯主之。

27. （趙刻宋本099）傷寒，身熱、惡風、頸項強、脅下滿、手足溫而渴者，小茈胡湯主之。

28. （趙刻宋本100）傷寒，陽脈澀、陰脈弦，法當腹中急痛，先與建中湯。不愈者，小茈胡湯主之。

29. （趙刻宋本102）傷寒，心中悸而煩者，建中湯主之。

30. （趙刻宋本103）太陽病，反二、三下之後，嘔不止、心下急、鬱鬱微煩者，大茈胡湯主之。

31. （趙刻宋本106）太陽病，熱結膀胱，其人如狂，血自下，下者愈。但少腹急結者，與桃仁承氣湯。

三、太陽病下：第32到43條

32. （趙刻宋本135）傷寒結胸，熱實，脈沉緊，心下痛，按之石硬者，陷胸湯主之。

33. （趙刻宋本137）太陽病，發汗而復下之後，舌上燥、渴，日晡所有潮熱，從心下至小腹硬滿痛，不可近者，陷胸湯主之。

34. （趙刻宋本147）傷寒，發汗而復下之後，胸脅滿微結、小便不利、渴而不嘔，但頭汗出、往來寒熱、心煩者，茈胡桂枝乾薑湯主之。

35. （趙刻宋本149）太陽病，發汗而復下之後，心下滿硬痛者，為結胸。但滿而不痛者，為痞，半夏瀉心湯主之。

36. （趙刻宋本152）太陽中風，下利、嘔逆，發作有時，頭痛、心下痞硬滿、引脅下痛、乾嘔、短氣、汗出、不惡寒者，表解裏未和也，十棗湯主之。

37. （趙刻宋本157）傷寒，汗出解之後，胃中不和、心下痞硬、乾噫、食臭、脅下有水氣、腹中雷鳴、下利者，生薑瀉心湯主之。

38. （趙刻宋本158）傷寒中風，反二、三下之後，其人下利日數十行、穀不化、腹中雷鳴、心下痞硬滿、乾嘔、心煩不得安者，甘草瀉心湯主之。

39. （趙刻宋本173）傷寒，胸中有熱、胃中有邪氣，腹中痛、欲嘔吐者，黃連湯主之。

40. （趙刻宋本172）太陽與少陽合病，自下利者，黃芩湯主之；若嘔者，黃芩加半夏生薑湯主之。

41. （趙刻宋本176）傷寒，脈浮滑，表有熱、裏有寒者，白虎湯主之。

42. （趙刻宋本168）傷寒，下後，不解，熱結在裏，表、裏俱熱，時時惡風、大渴、舌上乾、燥而煩、欲飲水數升者，白虎加人參（湯主之）。

43. （趙刻宋本169）傷寒，無大熱，口燥、渴、心煩、背微惡寒者，白虎加人參湯主之。

四、陽明病：第44到47條

44. （趙刻宋本180）陽明之為病，（謂）實也。

45. （趙刻宋本217）陽明病，發熱、汗出、譫語者，大承氣湯主之。

46. （趙刻宋本236）陽明病，發熱，但頭汗出、渴、小便不利者，身必發黃，茵陳蒿湯主之。

47. （趙刻宋本219）三陽合病，腹滿、身重、難以轉側、口不仁、面垢、遺尿、發汗、譫語，下之額上生汗、手足逆冷，若自汗出者，白虎湯主之。

五、少陽病：第48條

48. （趙刻宋本263）少陽之為病，口苦、咽乾、目眩也。

六、太陰病：第49到50條

49. （趙刻宋本273）太陰之為病，腹滿而吐，自利也。

50. （趙刻宋本279）太陰病，腹滿而吐、食不下、自利益甚、時腹自痛者，桂枝加芍藥湯主之。大實痛者，桂枝加芍藥大黃湯主之。

七、少陰病：第51到62條

51. （趙刻宋本281）少陰之為病，脈微細，但欲寐也。

52. （趙刻宋本303）少陰病，心中煩、不得眠者，黃連阿膠湯主之。

53. （趙刻宋本304）少陰病，口中和、其背惡寒者，附子湯主之。

54. （趙刻宋本305）少陰病，身體疼、手足寒、骨節痛，脈沉者，附子湯主之。

55. （趙刻宋本306）少陰病，下利、便膿血者，桃花湯主之。

56. （趙刻宋本309）少陰病，吐利、手足逆冷、煩躁欲死者，吳茱萸湯主之。

57. （趙刻宋本311）少陰病，咽痛者，甘草湯主之。

58. （趙刻宋本314）少陰病，下利者，白通湯主之。

59. （趙刻宋本316）少陰病，腹痛，小便不利，四肢沉、重、疼、痛，自下利，或咳、或小便利、或不下利、嘔者，真武湯主之。

60. （趙刻宋本317）少陰病，下利清穀，裏寒外熱，手足厥逆，脈微欲絕，身反不惡寒，其人面色赤，或腹痛、或乾嘔、或咽痛、或利止，脈不出者，通脈四逆湯主之。

61. （趙刻宋本319）少陰病，下利、咳而嘔、渴、心煩不得眠者，豬苓湯主之。

62. （趙刻宋本323）少陰病，脈沉者，宜四逆湯。

八、厥陰病：第63到65條

63. （趙刻宋本326）厥陰之為病，消渴、氣上撞心、心中疼熱、饑而不欲食、食則吐，下之，利不止。

64. （趙刻宋本77）發汗，若下之後，煩熱、胸中窒者，梔子豉湯主之。

65. （趙刻宋本350）傷寒，脈滑，厥者，裏有熱，白虎湯主之。

第十章　水與火：陰陽水火平衡，談內服的茶（水）與外治的灸（火）

一、茶

　　茶，利用多年生常綠木本植物山茶科山茶屬「茶樹」（*Camellia sinensis*）的葉子所加工製成的飲料，從中國西南雲貴高原一帶的原產地，隨著江河交通傳入四川巴蜀。漢時，巴蜀地區飲茶普遍，在長江中下游地區扎根發展，唐帝國交通發達，南北經濟文化交流密切，促進了茶葉的生產與傳播，陸羽撰寫《茶經》[1]。陸羽主要採用蒸煮的方式，創立煎茶。宋的茶藝源於晚唐五代的飲茶風尚，戰事動盪往往產生文化交流，閩茶漸為眾人所知，並以建安的點茶法煎炒取代陸羽煮茶法。元曲是元代文學的代表，詠茶的茶曲、雜劇大都反映民間社會生活，其中不乏飲茶的描述，包含「早起開門七件事、柴米油鹽醬醋茶」，因朝廷的詔令，散茶大為盛行，元散茶採製以蒸青為主，自明炒青技藝廣泛推行以後，炒青綠茶工藝精進，留下不少歷史名茶，如：常州陽羨、錢塘龍井、紹興日注、福州柏岩、建州武夷、徽州松蘿、嵊縣珠茶等名目繁多。滿清入主中原，對漢文化十分留意，茗飲也是漢人文化的一環，朝廷好茶，尤以康熙、乾隆為甚，康熙賜名碧螺春，乾隆到龍井看製茶、題茶詩，並在宮中命製三清茶以梅花、佛手、松子點茶，設茶宴，在茶器上題御詩賜贈群臣，宮廷設有御膳茶房供應皇室的膳食及茶飲，可見清代皇室對飲茶的重視。清帝國海禁開放（1684年）後，在康熙廿八年（1689年）英屬東印度公司直接由

---

[1]　現存第二部茶經為日本榮西禪師的著作《喫茶養生記》。

廈門將中國茶運往倫敦，開啓清英茶葉直接貿易先河[2]。

　　十七世紀荷屬東印度公司巴達維亞總督，在《熱蘭遮城報告》（1645年）中提到在台灣發現野生茶樹的蹤跡，這是台灣最早見諸史籍的野生茶樹蹤跡，但報告中只有提到發現，並未有採摘來製茶的記載。後來在台灣中部水沙連（今埔里五城往集集與一直到濁水溪上游蕃地的總稱）及貓螺內山（今南投、水里地區深山）先民利用野生茶焙製茶葉，但野生茶種經濟效益低，與台灣後來廣植茶園茶種並無關係。十八世紀末、十九世紀初，西歐掀起飲茶風潮，英國及荷蘭開始在亞洲殖民地如英屬印度、錫蘭（斯里蘭卡）、荷屬爪哇地區，自中國引入茶籽及製茶技工發展茶業。十九世紀中葉後，阿薩姆大葉種紅茶逐漸占據西歐市場，英國人飲茶更為普遍，茶葉貿易數量更為龐大，十九世紀初期，中國輸出品有六成是茶葉，鴉片戰爭後，南京條約開放五口通商（1842年），茶葉對外貿易更加迅速。1860年淡水開港吸引洋行來大稻埕設茶廠，精製烏龍茶外銷歐美；1869年寶順洋行以兩艘帆船載運21萬斤烏龍茶，打著「FORMOSA TEA」標誌由淡水直銷紐約，開啓台茶直銷歐美市場；台茶發展初期，製茶種類只有台灣特有烏龍茶，1873年發生烏龍茶供過於求而滯銷，茶商將茶葉運往對岸福州改製成包種茶出口；1881年「台北源隆號」精製包種茶外銷，1889年成立「茶郊永和興」控管茶葉品質，團結業界擴大市場。日本時代（1895～1945年）殖民地政策下，擴大茶園栽培面積、推廣優良地方品種、成立茶葉試驗機構、建立茶葉外銷檢驗、推展紅茶產製。1899年

---

[2]　茶有三種讀音。第一種是閩南語系統「Teh」：約十七世紀開始，荷屬蘭東印度公司進行了歐洲早期茶葉貿易，荷商從閩南語中借來「茶（thee）」一詞，隨後將此發音引入其他歐系語言，包括英語「tea」、法語「thé」、西語「té」和德語「tee」，這種發音也是全世界最常見的形式。第二種是廣東話「Cha」：同期在澳門定居的葡萄牙人，將粵語發音「茶（cha）」傳播到印度，「Cha」的日、韓語發音則是源自中國吳音。第三種是北方漢話「Chai」：源自北方漢語發音「茶（chá）」與波斯語「چ」（讀châ、chây），透過絲路傳播，影響俄語「чай」（chay）、阿拉伯語「شاي」（shay）、土耳其語「çay」。

三井財團之日東紅茶（Niton）在台北、桃園地區開拓茶園專製紅茶，避免與日本本土的綠茶競爭。國民政府初期（1945～1960年）綠茶崛起，並開發中東、北非等外銷市場，綠茶出口量持續成長，1970年後超過一萬兩千噸，占全年茶葉出口量的一半以上，1986年外銷降低，台茶由外銷轉向內銷為重。

　　茶在春季、秋季時，採茶樹的嫩葉製茶，種子用於榨油〔一般所稱茶樹油（Tea tree oil）則是萃取自互葉白千層，是一種強效的抗感染、消炎、殺菌、祛痰、抗黴菌、治寄生蟲劑。對香港腳、支氣管充血、頭皮屑、蚊蟲咬傷有一定療效〕，木材材質細密，可用於雕刻。茶為中國南方、日本、朝鮮半島南部、台灣等濕潤丘陵地區的主要經濟作物。目前世界上紅茶類以英國為知名，綠茶類以日本為首，烏龍茶類以台灣最為著名。

　　茶的苦澀味道來源於鞣質（茶多酚），並含有生物鹼（茶葉中含有咖啡因等生物鹼，空腹飲茶易使腸道吸收咖啡鹼過多，從而會使某些人產生亢進證候，如頭昏、手腳無力、心神恍惚、心慌等。不常喝茶的人，尤其是清晨空腹喝茶，更容易出現上述症狀）、萜類揮發油（茶本身特有的清香。由於萜類揮發油在新鮮茶葉內是以糖苷的形式存在，不易揮發，烏龍茶和紅茶在加工過程中工序較多，使糖苷鍵在一定程度上水解釋放出游離的萜類物質，因此這種香氣成分在烏龍茶和紅茶中的含量要比綠茶多）以及黃酮類化合物等、維生素B、C、E與β-胡蘿蔔素[3]。

　　茶依製造方法而分，含採青、發酵、揉捻與焙火[4]。此類分法為目前

---

[3]　茶中所含的維生素類物質也影響全球史。歐洲人長途航海時，感到最大的困難之一是海員常因為缺乏維生素C而患壞血病死亡（因長途航海無法補充新鮮蔬果）；但明鄭和率領龐大船隊長途航行，卻沒有記載船員死因為患壞血病者。晚近研究認為可能與船員經常喝茶有關，後來茶也成為西歐荷屬東印度公司、英屬東印度公司的航海備品。約在1662年凱薩琳王后嫁給查理二世後，帶動整個英國貴族社會飲茶習慣。

[4]　茶性中間偏涼，為了要喝較為溫和的茶，會將茶葉質性透過炮製加以改變，除

市場依消費導向區分，把茶葉分為四大茶類：綠茶、烏龍茶、普洱茶、紅茶。（一）綠茶：為不發酵茶葉，主要以芽茶茶青為原料，而黃茶在製作時工序與綠茶相同，只是在乾燥前先悶黃，使茶葉喝起來的感覺不會那麼生，市場、產量並不多，所以把它歸入綠茶類。對胃腸刺激性小者為未發酵茶。（二）烏龍茶：為部分發酵茶，白茶類因產量不多，製作時是重萎凋輕發酵的做法，所以把白茶歸入烏龍茶類。台灣凍頂烏龍茶，原產於南投鹿谷鄉，甘醇厚底、喉韻回甘。另外阿里山珠露茶亦知名。清茶、包種茶屬於部分發酵茶。（三）普洱茶：目前整體產量、規模有成長，由部分發酵獨立出為一類。（四）紅茶：發酵茶，占所有茶葉生產、市場七成以上為大宗茶葉。包種茶是台灣茶產業的起點，也是台灣茶葉製造技術的開端，花香帶進茶香，賦予台灣茶一股優雅的芬芳。走水、做香，春冬季的坪林石碇，徹夜無眠的製茶工廠，這類包種茶製茶工藝，是集結各種感官判斷的總成。台灣的三峽蜜香紅茶、台茶18號紅玉（日月潭紅茶），色澤黑褐油潤、香氣濃甜，茶湯紅豔透亮，滋味厚醇鮮甘，口感、香氣皆佳。

泡茶水溫分為高溫、中溫、低溫三種。高溫指90℃以上的水溫，適合高溫沖泡的茶葉有部分發酵茶類，如木柵鐵觀音、凍頂烏龍茶，以及發酵茶紅茶，普洱茶可以用95℃以上的溫度沖泡。中溫指80～90℃的水溫，適合中溫沖泡的茶葉有部分發酵茶之芽茶類，如白毫烏龍、高山烏龍茶和包種茶。低溫指70～80℃之間的水溫，適合低溫沖泡的茶葉有綠茶、煎茶、香片，若應以中溫沖泡的茶葉其採製偏嫩或是茶葉變得較為細碎時，也應將水溫降低。晚清末期發展出使用各種藥材泡茶，是為茶飲，不過應該由

了焙火以外，也會利用「陳放」來改變茶性。陳放是成茶的加工工序之一，可分為短期陳放、中期陳放、長期陳放。若將茶短期陳放一年左右，使降低茶青味，多數是以綠茶及不焙火的茶為主，陳放時需注意乾燥的環境。陳放一年以上則是針對輕焙火以上的葉茶類及發酵茶。陳放環境要在常溫、不抽掉空氣、不在冷藏室內，並防潮、防蟲、無異味及避免日曬，陳放是為了讓茶的香氣、味道與茶性變得較醇和溫暖，不是讓茶品質下降。

醫師診斷需要者的體質，才不至於有弊病[5]。

　　泡茶茶量與時間控制，與水溫同樣重要。茶葉量與時間是成反比，即茶葉量愈多、沖泡時間愈短，茶葉量愈少、沖泡時間愈長，如此才可使茶湯濃度適中。而茶葉中可溶出的成分一定，如果茶葉量「太少」，即使時間再長，也不能泡出所需要的茶湯濃度。要沖泡出所需要的茶湯濃度，這個最少單位量，為茶葉以克為單位，水以cc為單位，茶與水的比例為1.5%、沖泡時間需10分鐘以上，才能泡出所需的濃度，而且只能沖泡一次（道），即使時間再延長，也不會使濃度再增加。如：以一個180cc容量的蓋碗，沖水約八分滿（140cc）則需放入約2.1公克的茶葉，並泡10分鐘以上，才能泡出所適合的茶湯濃度。

　　近代興起的茶療有別於口感苦澀的傳統涼茶，在具有特定功效的同時亦考慮到口味問題，以不同的花、香草及其他材料調配出容易入口的味道。而茶療的材料用量很輕，性質溫和，宜為日常的養生用途、但不能替代治療。身體機能出現偏差，還是需要用醫學手段介入處置。而以藥材沖泡的茶，應請教醫師、藥師及專業中藥商家後再選用為宜。

二、灸

　　灸，初始是曬太陽、而後由點燃艾葉等藥品製成的艾絨，熏熱人體

---

[5]　喝黃耆枸杞茶或是吃補，適合的體質狀態是「虛寒」者，如果手肘、膝蓋以下的肢體都是涼的，就是真正的虛寒，亦即「冷底」，可以吃當歸鴨、麻油雞、燒酒雞、喝藥材茶飲，都能補得進去。如果只有手腕、腳踝以下是冰涼的，則未必能補。末梢冰涼者，在醫學上稱為「厥逆」，有類似虛寒的症狀，容易怕冷、吹風會頭痛、在密閉空間容易覺得不舒服、喜歡吃熱的東西等，又分為「寒厥」、「熱厥」。寒厥就是程度比較輕微的「虛寒」，可以跟虛寒體質者一樣進補；但如果是熱厥，雖然手腳末梢冰冷，但身體的熱量集中在身軀，如果吃補很容易流汗，甚至出現冒痘出油等「補過頭」的症狀。

表[6]的穴位，以達調整體內異常狀態的治療方法[7]。現在民間有用吹風機溫灸、線香灸等保健撇步；而當代台灣所發展出的灸療特色，以三伏貼最為著名[8]。

關於「灸」：鍼灸，包含鍼刺與艾灸兩種外治法，都是透過刺激孔穴救急治病、養生。鍼與灸皆屬中醫療法，此類型外治法技藝，在《漢書·藝文志》方技規範中有明確定義。鍼是用金屬的侵入性物理刺激；灸則是用熱刺激（另有少許藥味）。灸療透過熱能，在人體相應穴位熏灼烤炙。持續施行灸療，可固本健陽、祛病強身、扶正益壽[9]，適合居於海島濕熱氣候的台灣民眾使用。

灸療的安全性、簡便性、實用性，加上使用成本低，對用在當今醫療花費日益高漲的環境大有裨益。廿一世紀是人口超高齡化時代，因年老而產生一系列跨系統、退化性問題交織的複雜病譜，用「簡便廉驗」灸療來保健強身，可改善體質，達到溫經散寒、扶陽固脫、消瘀散結、暢通氣血水（人體問題可分為器質五臟六腑、流質氣血水）之效。健康為一切諸本，灸可提升國民身體素質，「灸」值得多方認識、使用。可分為四項：（一）灸原理與灸的主要材料——艾；（二）灸材艾之品種與生活中自製艾絨；（三）鍼刺與艾灸術皆有補瀉，談灸補瀉，並論及應用面；（四）灸療實證。依序討論如下。

（一）灸原理與材料：灸，其基本原理是使用艾絨熱療。用「熱」刺激穴位人體內部隨之產生一連串反應，以達到治病及保健目的。灸多是利用菊科（*Asteraceae*）植物[10]新鮮艾葉，將其風乾後，放置室內，待艾葉中

---

[6] 李建民：〈艾火與天火——灸療法誕生之謎〉，《自然科學史研究》，21卷4期（2002），頁320到331。

[7] 陳淼和：《醫界之鐵椎譯註附醫論》（台北：集夢坊，2016），頁559到573。

[8] 林憶杰、呂萬安：〈天灸療法對氣喘病人健康相關生活品質之研究〉，《中醫藥研究論叢》，19卷1期（2016），頁1到14。

[9] 周楣聲：《灸繩》（山東：青島出版社，2006），頁147到153。

[10] 顏焜熒：《原色生藥學》（台北：南天書局，1996），頁77到75。

揮發油揮發完畢，經篩選後，碾軋多次成艾絨。點燃艾，是為灸的濫觴。

　　東方人使用艾葉不若西方人直接捲起菸草，而是先研磨篩碾出艾絨。此加工舉動是為使「葉脈」、「葉肉」分離，絨狀團塊是艾之葉脈，輕抖剛打出來的艾絨會掉出許多艾葉粉，即乾燥葉肉細胞。將艾葉磨碎後，稱艾絨而不言艾粉（研磨某藥後多叫做某粉。如五味子粉、咖啡粉），是因一般乾燥艾葉裏有相當柔韌的纖維，碾壓打碎並不會讓它呈粉狀，而是呈絨團，故名艾絨。

　　植物葉肉內含精油細胞、葉綠素等，而葉脈僅為維管束。新鮮葉軟，揉壓會糊；乾燥葉脆（因葉肉無水），碾壓會分離出葉脈。艾葉豐有葉油、蛋白質酮，燃燒產生的煙，有碳化顆粒、焦油及氨類，其燃燒產物與菸草幾乎一樣，僅差別在少了「尼古丁」。因此，將艾葉「葉肉」篩掉非常重要。把艾絨與艾粉點火，艾粉煙多、味嗆，若將混雜之艾絨與艾粉篩選愈乾淨，煙就愈少，此稱提絨率，如1：20，即一斤艾絨由廿斤艾葉篩出，提絨率愈高，煙愈少、艾絨品質愈好。一般提絨率大於1：35是高級艾絨。燒灼艾絨為原始灸法起源，換言之，艾灸作用是取其「熱」為主，藥品味道並非主要作用。而所謂艾壯是指灸療單位（原傷害之意），而非言艾柱[11]。

　　艾葉在藥學上歸類為「祛寒濕藥」，藥性溫、味辛香，係純陽之物。主要為灸所施用，也以之灼龜、卜筮、辟邪。出土資料馬王堆醫書（1973年面世）、老官山醫書（2013年面世）的《陰陽十一脈》、《足臂十一脈》、《六十病方》等文獻中，皆指出灸為信史上人類使用最久的醫療方法之一，先發展出這類簡單物理性外治法刺激，其後繼有服用各類藥品的化學性內治法。

　　考察醫經醫史原典，許慎《說文解字》：「灸，灼也」，意味以燒灼

---

[11] 陳淼和：〈灸壯與灸妝通假、「哎咀」原作「父且」而與斧粗通假、仲景以桂枝入藥而非宋臣由桂皮所改名〉，《中醫藥研究論叢》，17卷1期（2014），頁41到55。

的火來治病[12]。灸療是用最天然、無副作用的方式，用以調整人體。今本內經《靈樞·官能》云：「鍼所不為，灸之所宜」[13]、《千金翼方》云：「御風邪以湯藥、鍼灸、蒸熨，隨用一法皆能愈疾，至於火艾，特有奇能……鍼、湯、散皆所不及者，灸為其最要」[14]（唐王燾《外台秘要·卷十四》亦轉引），都揭示灸的廣效性。艾不僅在東方使用，古希臘以燒艾驅魔避邪。灸英文字源「Moxibustion」[15]即是由此而來。

　　（二）艾品種與自製艾絨：千年來灸療以艾為主要媒介器具。關於艾的品種，從隋到清帝國都有不同意見。現存《本經》原文無艾，後世咸認《本經》上品藥「白蒿」即艾草。陶弘景《名醫副品》中品藥，首次出現「艾葉」。後世所謂「蘄艾」（湖北蘄州）較佳，為李時珍之言，其云：「艾葉本草不著土產，但云生田野……自成化以來，則以蘄州者為勝」[16]，《本草綱目》有關艾的驗方計有五十二種，甚至有「艾火」專條[17]。蘄艾精油含量是其他品種的三到五倍，而承前所述，精油是艾灸熱療所不需要的，目前生藥學考察，並無資料顯示蘄艾的提絨率會比較高。台灣本土種「艾草（*Artemisia vulgaris L. var indica Maxim.*）」又名五月艾打扳艾、大艾仔、艾仔、灸草、醫草，多年生草本植物，春夏採收，是一優良在地化藥品材料來源。

　　艾葉精油係鎮咳、興奮子宮平滑肌。苦艾精油有毒，可墮胎。因此傳統上使用艾葉入藥時，若要暖宮、安胎，會將艾葉炒炭炮製，作用是炒掉艾側柏酮（Thujone）。正統芳療師使用芳香精油時，亦會避開側柏酮。

---

[12] 孫茂峰、陳麒方：〈世界各國之灸療發展與現況研究〉，《台北國際中醫藥論壇年報》，4卷1期（2017），頁38。

[13] 澀江抽齋：《靈樞講義》（北京：學苑出版社，2003），頁964。

[14] 張印生：《孫思邈醫學全書》（北京：學苑出版社，2010），頁776。

[15] Needham, J., Lu, G.-D.: *Celestial Lancets: a History & Rationale of Acupuncture and Moxa.* Routledge, U.K., 2002: 262。

[16] 李時珍：《本草綱目》（台北：文光圖書，1976），頁545。

[17] 李時珍：《本草綱目》（台北：文光圖書，1976），頁246。

而台灣本土種艾的精油含量低，所以毒副作用弱。

　　綜上（一）、（二）所述，若製作艾時未篩粉乾淨，可說與抽菸無異。抽菸吸氣時，菸草燃燒溫度從三百度提升兩倍以上，燃燒完全的高溫較不會產生有害氣體，但點菸閒置測流煙，因燃燒不完全，會形成各類有害物質。一般艾燃燒時溫度不高，操作上可能出現燃燒不完全，加上煙熄後，殘留在空間中三手煙危害，因此現行醫院評鑑於空氣汙染的顧慮，摒除灸法。以熱為主的器具、或使用少煙如線灸等方法，以之替代「灸」是可行的。

　　著名文句《孟子・離婁上》談到「七年之病，求三年之艾」[18]，文獻解釋艾草陳年治病效果佳。一般購買艾條多是看顏色來識別陳艾，陳艾製的艾絨顏色較「淺」、新艾製的顏色較「深」。此差異是因艾葉剛採收時，曝曬陽光使水蒸發，但仍有些許精油、油脂類不會完全乾燥，隨著時間拉長，精油揮發，葉肉酥脆更易與葉脈脫離，故可取出顏色淺的純淨艾絨。若採機器烘乾，過程中精油容易吃進葉脈。先人以陳放的方式有其學理，此可使精油慢慢由艾葉表面散逸。

　　將市售艾條拆開來放在水盆內淘洗，會洗出一到二成的沉水砂。一般若艾絨製作過程有粗篩，重砂粉應會先篩掉，但艾草艾絨是秤重計價，實務上會有廠商以砂粉增重或羼入雜木。加入雜木會使發煙量大，且木頭燃燒後易出現焦油，因此若艾條燃燒後有黃煙，即代表有雜木。

　　自製艾絨的方法是將艾葉搗碎後，挑選出一般大小、未發霉的團狀艾絨。取一臉盆注水半滿，將艾絨倒入，在水中捏散，前兩道水會帶有沉砂，艾絨大概散開即可撈起，防止水吃入艾絨。大約第三、四道水起，需用力攪拌將葉肉打出。在換水前，需同方向攪數圈，攪散艾絨再聚集，艾絨漸吃水會略沉，此時分兩次加水，可將一些浮水雜木漂起撈掉。意即前數道水洗掉沉水雜質，後數道水洗掉浮水雜質。洗至水清，撈起放至烤箱調高溫烘乾，或將水擠乾攤平放置烈日下曝曬，再收回於鍋面乾炒。

---

[18] 漆浩：〈艾與艾灸的歷史沿革〉，《國醫論壇》，1卷（1989），頁36。

此法類同《鍼灸聚英‧卷三》所云艾葉「乾燥。入臼搗之。以細篩去塵屑，每入石臼搗取，潔白為上。須令焙大燥則灸有力、火易燃。如潤，無功」[19]，將艾絨搗細篩完後，用高溫烘烤，如此灸起有功。明清時期流行至今的「太乙神鍼」，則是艾絨混雜其他藥品再捲起的灸條。

（三）**灸療補瀉與應用**：考察灸文獻，施灸部位早先多為燒灼局部病處或塊狀烘烤[20]。前人「寒頭暖足」（見馬王堆醫書《脈法》），集中在四肢脈口上施灸，發現沿著一定路徑行氣現象，記錄這些表徵，為「是動病」與「所產病」起源之一，繼而促成各理論的多樣論述。灸療一直是充分體現出「簡便廉驗」特點，如大量記載灸療的《肘後方》，通行本全書灸方九十五條（鍼方六條），多記為穴區部位非特定穴點。依照相應部位特定「點對點」的治療，構築出灸療外治的樣貌[21]。灸法屬溫熱刺激，適合治療寒性證候。《靈樞‧經脈》反覆提及「陷下則灸之」[22]原則，認為灸法可補氣血水之不足，治療虛證。

灸法的補瀉，記載於《靈樞‧背腧》：「以火補者，毋吹其火，須自滅也；以火瀉者，疾吹其火，傳其艾，須其火滅也」[23]。若使用補法，施灸時要讓它慢慢加熱，結束時用手捂住，使穴位皮膚逐步降溫；若使用瀉法，施灸時需吹拂，吹艾絨火使之升溫，燃燒加快，燒完後艾即刻遠離，使穴位皮膚快速變涼，即所謂「疾則瀉之」。灸補瀉操作類如《素問‧鍼解》所說：「邪勝則虛之者，出鍼勿按。徐而疾則實者徐出鍼而疾按之。疾而徐則虛者疾出鍼而徐按之」[24]，及《素問‧刺志論》「入實者，左手

---

[19] 高武：《鍼灸聚英》（上海：上海科學技術出版社，1961），頁201。

[20] 嚴健民：《五十二病方注補譯：原始中醫治療學》（北京：中醫古籍出版社，2005），頁213到215。

[21] 瞿瑞瑩、陳麒方：〈鍼刺源流初探〉，《台北市中醫醫學雜誌》，27卷2期（2021），頁1到8。

[22] 澀江抽齋：《靈樞講義》（北京：學苑出版社，2003），頁243。

[23] 澀江抽齋：《靈樞講義》（北京：學苑出版社，2003），頁763。

[24] 山田業廣：《素問次注集疏》（北京：學苑出版社，2004），頁1047。

開鍼空也。入虛者，左手閉鍼空也」[25]所載鍼法補瀉。

　　灸法古文獻常見疤痕灸，有灸疤隔阻，熱力穩、蓄熱強，而後使用隔物灸作為替代。如隔薑灸或隔索餅（後漢以前稱索餅，南北朝後改稱為麵）灸[26]。以現代工具應用，可採取吹風機完成類似灸的補瀉：若需瀉法，拿吹風機開到最大熱風，快速貼近穴位，皮膚一感受刺燙，旋即移開，另一手抹去降溫，重複此動作，在外感風寒時，中脘（CV12）、風池穴（GB20）、足三里（ST36）都可如此操作，能快速取汗而不煩熱；若需補法，則隔一特定距離緩緩吹拂，吹到感覺太燙就移開，另一手捂上去（同鍼刺補法出鍼之按壓其孔），反覆數次。平素寒性體質者，可對神闕（CV8）、三陰交（SP6）等穴以灸補之。以熱刺激，即達灸之功效。市售艾灸器或艾條為了強調溫補效果，會採取酌加藥入艾的方式，類同線香添加藥品，目前研究認為燃燒後無特殊危害[27]。

　　（四）灸療實證，張華《博物志》載：「削冰令圓，舉而向日，以艾承其影，則得火」[28]，陽光下聚焦引燃艾可得火種，艾又名灸草或冰台。傳統上，灸療包含火法、熏法、熨法、爍法、焠法等。晉葛洪提倡灸療，唐《外台秘要》重灸輕鍼，宋《黃帝明堂灸經》、《扁鵲心書》專論灸療。《扁鵲心書》更直言：「醫之治病用灸，如煮飯需薪，今人不能治大病，良由不知鍼艾故也」[29]。

　　灸為人類使用最久之醫療方法，灸材艾不只是外治法來源，更是內服法的藥品。出土文獻馬王堆醫書《五十二病方》、陶弘景《名醫別錄》

[25] 山田業廣：《素問次注集疏》（北京：學苑出版社，2004），頁1045。

[26] 陳麒方、孫茂峰：〈葛洪肘後方之鍼灸思想初探〉，《中醫藥研究論叢》，20卷1期（2017），頁25到36。

[27] 張恬寧、何玉鈴、張永勳：〈祭祀用線香使用中藥材之調查研究〉，《中醫藥年報》，23卷5期（2005），頁449到582。

[28] 劉殿爵、陳方正、何志華：《博物志逐字索引》（香港：香港中文大學出版社，2007），頁67。

[29] 竇材：《扁鵲心書》（台北：力行書局，1984），頁14。

都有內服藥品艾葉。唐朝孟詵《食療本草》提及冷痢、惡寒時服用艾。宋蘇頌繪《圖經本草》對艾葉形態做解說。清宮醫案中，光緒皇帝御醫將艾磨粉，放置於皇帝腰帶間當緊急備用品。轉胎灸至陰穴（BL67）或攘疹灸曲池穴（LI11），古今中西醫皆有驗案。目前灸實證研究以日本及中國大陸為多，範疇涵蓋慢性病與癌症。回顧發現艾灸任脈穴位，可降低蛋白尿、降低腎臟血管阻力、減輕腎臟排泄功能負擔[30]。除了針對腎臟功能，港澳團隊亦發現艾灸對免疫功能調節大有幫助[31]。加強日常保健已成醫療體系重要政策方向，引導灸療進入或許是一選項[32]。

　　灸的實證研究較鍼為少[33]，源自於對照組設計以及「鍼灸」多是鍼為主體輕忽灸之故。一般常見三九灸、三伏貼、吹風機溫灸或線香灸（雀啄治療皮膚疣）等，較少實驗切入。灸療簡、便、廉、驗之特色，完全能體現在臨床應用上，世界衛生組織調查發現，目前開發中國家或窮鄉僻壤地區，對傳統醫學應用程度遠較現代醫學為高[34]。灸的機制，當代研究認為可能與熱、輻射、氣味刺激神經內分泌以及蛋白質調控等，使得Substance P、calcitonin gene related peptide、CGRP、pituitary adenylate

---

30　鄧特偉、唐芳、汪玲珍：〈溫陽固腎灸干預慢性腎臟病患者蛋白尿的療效評價〉，《臨床腎臟病雜誌》，6卷（2016），頁336到339。

31　何穎華、馬偉忠：〈艾灸腹部經穴對慢性腎臟病患者胃腸功能的影響〉，《實用中醫藥雜誌》，3卷1期（2016），頁244到245。

32　Matsumoto-Miyazaki J., Miyazaki N., Yoshida G., et al., (2016): "Traditional Thermal Therapy with Indirect Moxibustion Decreases Renal Arterial Resistive Index in Patients with Chronic Kidney Disease.", *Journal of Alternative and Complementary Medicine*, 22(2016): 306-314.

33　魯望、趙海音、薛堃：〈電子溫灸儀治療膝骨關節炎療效觀察〉，《上海針灸雜誌》，36卷10期（2017），頁1243到1246。Deng, H., & Shen, X., The mechanism of moxibustion: ancient theory and modern research. *Evidence-Based Complementary and Alternative Medicine: eCAM*, (2013): 379291.

34　World Health Organization: *Global Tuberculosis Report* (Geneva: World Health Organization, 2016).

cyclase activating polypeptide、PACAP與褪黑激素改變，並涉及血管的一氧化氮調控。艾灸後，受熱刺激的局部區域Hsp70、IL-6、IL-10與PD-1上升，詳細機轉有待研究方法上的突破[35]。

---

[35] DENG, H.y., SHEN, X.y., The Mechanism of Moxibustion: Ancient Theory and Modern Research. *Evidence-Based Complementary and Alternative Medicine*, (2013): 1-7。灸與拔罐都是民間常用養生手段。衛生福利部桃園醫院吳舜筠醫師整理研究：拔罐以抽氣式或使用火燒去氧，原理皆為造成罐具部分真空，產生負壓直接吸著皮膚表面，造成吸拔部位的淺層組織發生被動性充血，而達到治療目的。放置5至10分鐘後再取下，而拔罐之後皮膚的紅斑、浮腫及瘀斑等，約需幾天的時間才會完全消失。拔罐杯徑愈大，對大面積脂肪層與肌肉層的作用愈大，但伴隨的愈大壓力，對患者局部組織造成的疼痛不適感也上升。拔罐治療機轉可能為代謝、神經止痛、免疫調節。拔罐禁忌為嚴重疾病、接觸型傳染病、嚴重心血管疾病等及皮膚過敏、敏感性肌膚、體質敏感、傳染性皮膚病、皮膚腫瘤及皮膚潰爛處。急性身心科疾病發作、抽搐、高度神經質者還有特病部位如眼、口、鼻、舌、耳等五官、腋下、腹股溝、心區部位、毛髮、私密處及頸內動脈等以及孕婦，都是拔罐禁忌。刮痧、拔罐在衛福部規範中，不列入醫療管理，但是放血屬醫療行為，須由醫師執行，故拔罐放血仍須由醫師執行。頸部可以接受推拿及拔罐的治療，但頸部有重要神經和血管系統，故更需熟悉相關解剖構造、嚴格遵守操作的適應症和禁忌症，且施作時應避開內頸動脈部位。總之應由專業醫師來施治，避免誤治或醫療事故發生。

第十一章　嚴重特殊傳染病肺炎（CO-VID-19）疫情對治

一、基本概況

2019年末，從中國武漢華南市場開始爆發的嚴重特殊傳染性肺炎（COVID-19、新型冠狀病毒肺炎），於2020年1月31日正式被世界衛生組織宣告為第六次「國際關注公共衛生緊急事件（Public Health Emergency of International Concern, PHEIC）」，並在3月11日公告為大流行疾病（Pandemic）。新興傳染症所造成之公共衛生衝擊日益增大，廿一世紀起，已分別有包含2009年甲型流感病毒（H1N1）、2014年西非伊波拉病毒（Ebola）、2014年小兒麻痺症（Polio）、2015到2016年茲卡病毒（Zika）、2019年剛果伊波拉病毒等共五次國際公衛緊急事件（PHEIC）。2020年1月15日台灣衛生福利部疾病管制署，將武漢肺炎列為「第五類法定傳染病」、1月21日國內出現第一例武漢肺炎確診案例，至2022年1月31日下午21:00（GMT+8），國內共計有18,790例確診、851例死亡，疫情狀況控制尚穩定。而後在5月則開始大規模社區Omicron輕症、中症流行。目前台灣醫界已有衛福部國家中醫藥研究所出版《嚴重特殊傳染性肺炎中醫防治建議（2020年4月11日更新）》，以及《新型冠狀病毒病中醫臨床分期治療指引》四期五方，另有對岸《新型冠狀病毒肺炎診療方案（試行第8版）》六期十一證型的症狀與處方，中國亦有傳出第一、第二、第三手病歷資訊，或轉引名老中醫專家意見，日本與中國也有整理古代防疫相關文獻資料，然而台灣中央流行疫情指揮中心，迄今並未將傳統醫藥納入官方所公告針對武漢肺炎的《臨床處置暫行指引（2022年1月20日第16版）》。本章案例以中醫臨床治療嚴重特殊傳染性肺炎（COVID-19）患者的嚴重α病毒株，以豐富臨床內涵為目的。

　　以分子生物學觀點，COVID-19病毒株從武漢原生種（Wuhan Spike）經過英國變種UK（Alpha）B.1.1.7、南非變種SA（Beta）B.1.351、印度變種India（Delta）B.1.617.2、（Omicron）B.1.1.529、BA.4、BA.5等，病毒株直接感染人的呼吸道細胞，干擾免疫平衡。

　　檢視資料發現，中、西醫皆探討防疫，兩者在談論不同面向的內涵。現代公衛防疫基礎是來自微生物暨免疫學知識，中醫防疫觀點則建立於癘氣（戾氣）之上，認為傳染病是跟不潔之氣有關，所以要養正存內、使邪不可干。吳又可《溫疫論》（1642年）提出溫疫之為病，非風、非寒、非暑、非濕，乃天地間別有一異氣，即癘，需避之。中醫防疫具體內容，包含飲食、艾灸、香包、藥浴、膳療、酒洗、薰香等，多是透過芳香藥氣祛除不潔癘氣。中醫關注病的人、西醫針對人的病。古代東亞亦有隔離避癘，將病患與環境、群眾分離，其目的不同於因應黑死病而起之現代隔離（防止群聚）檢疫。癘氣論是認為隔離塵埃、瘴疫，可避免邪氣擾人；隔離檢疫病患，則為了避免已病與未病者互相感染。中西標的概念不同，肇因傳統衛生（Hygiene）較重視個人養生保健清潔，現代公衛（Public Health）關注組織社區資源對人民提供疾病預防（包括狹義檢疫、疫調、通報、隔離等具體措施）。台灣防疫模式，目前疫情防治概況在世界屬前段班，有好成績，實因近現代國家公衛整備力量全開，加上台灣嚴重急性呼吸道症候群（Severe Acute Respiratory Syndrome, SARS）疫情流行經驗。疾管署《臨床處置暫行指引（16版）》將COVID-19病程分四個程度：（一）輕度（無併發症之輕症）；（二）中度（肺炎）；（三）重度（嚴重肺炎）；（四）極重度（含急性呼吸窘迫症候群、敗血症、敗血性休克、孩童多系統炎症徵候群）。衛福部國家中醫藥研究所推行《中醫臨床處置暫行指引》，則將輕症納入台灣清冠一號（NRICM 101）複方、試行清冠二號處方。對岸中華人民共和國國家健康衛生委員會制定的多版《新型冠狀病毒肺炎診療方案（試行）》從第3版開始納入中醫藥治療。

二、中醫對 COVID-19 的理解

　　目前從兩岸《處置指引》與《診療方案》中提出COVID-19屬於中醫疫病範疇。感受疫戾之氣是本病的直接病原，但其他的病理因子則有不同看法（範疇在濕、火、毒、瘀、寒皆有）。吳又可《瘟疫論》言：「溫疫之為病，非風、非寒，非暑、非濕，乃天地間別有一種異氣所感。」異氣有別於六氣，具強烈傳染性，從口鼻進入人體進而發病，中國《診療方案》第7版以後，將COVID-19病因定為感受疫戾異氣[1]。「邪之所湊，其氣必虛」（《素問・評熱病論》）、「故邪之所在，皆為不足」（《靈樞・口問》），中醫觀點認為人正氣足則不易感邪，而邪氣得以侵襲人體而致病，正氣不足是其內在原因。因此正氣不足加疫戾之氣侵襲，是COVID-19發病之因。

　　將嚴重急性呼吸道症候群（ＳＡＲＳ）與嚴重特殊傳染病肺炎（COVID-19）比對，兩岸中醫藥研究機構均前三位的病性證素依次為：熱、毒、濕。並提出COVID-19病理病基特點是：濕、熱、毒、瘀。2019年末中國較早發病地點在武漢地區，發病在冬末春初之際，武漢地區2019年冬季氣溫異常偏高，且其地處長江中、下游地區，濕度較大，屬於濕氣盛之地，濕盛易凝滯氣機，影響肺宣發肅降功能，濕邪易困消化臟器，不利氣機升降。因此在患者疾病反應一開始多有舌苔厚膩、大便黏膩不爽等濕盛表現。《溫病正宗》：「疫者毒之為害也。」COVID-19屬中醫疫病範疇，疫毒傷及肺絡型，患者或有出現發熱、咳嗽、喘息、氣促、舌苔黃、腹滿、脈數等症，病程後亦有咳血或痰中帶血，甚至神昏譫語、痙厥等症狀。熱和毒在COVID-19患者身上明顯[2]。《金匱要略》：「熱之所

---

[1] 中國國家衛生健康委員會：《新型冠狀病毒感染肺炎診療方案（試行）》（2021）。取自http://www.nhc.gov.cn/xcs/zhengcwj/202001/f492c9153e-a9437bb587ce2ffcbeelfa/files/.htm.

[2] 薛豔、張煒、張興等：〈從毒損肺絡探究新型冠狀病毒肺炎的病機及診療思路〉，《上海中醫藥雜誌》，54卷5期（2020），頁19到23。

過，血為之凝滯。」濕熱毒邪鬱滯肺絡，若未治療，進一步發展，血受濕熱毒邪波及，凝滯而生瘀，目前對於COVID-19患者肺臟解剖病理研究顯示，肺出現不同程度的壞死，組織伴有出血性肺泡滲出物、肺部間質纖維化。此與古典文獻肺痺類似，可能是濕熱毒邪不解，日久生瘀阻絡。COVID-19臨床症狀複雜，疫戾毒邪自口鼻進入人體，辨證需仔細，無法以固定處方治療之。

三、案例

本段以兩案例做討論（Case Sharing）。案例一為美國加州確診者經遠距醫療案例、案例二為門診，下圖11.1為2021/03/31～04/06攝於美國加州舌象記錄。患者為六十多歲女性，自由業，有B肝、風濕關節炎病史，經灣區教學醫院診斷確診COVID-19，囑咐患者服用奎寧後自行休養，患者未服用西藥，透過通訊遠距醫療轉為尋求中醫協助。03/31影像因病毒量大、舌苔黑、舌有硬塊，患者併發有失眠、寒熱感與嚴重喘促，主以處方：科學中藥——小茈胡湯9克、茯苓2克、杏仁2克、升麻2克，共15克處方，每日早、午、晚三次服藥。服藥第三天後，僅剩舌頭中間硬塊，

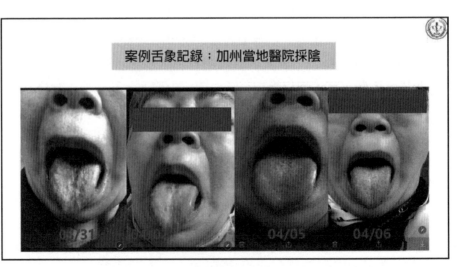

圖11.1

之後每天少一個硬塊，04/05以後身體呈現低熱，以兩天份處方：科學中藥——葛根湯14克處理之，每日早、午、晚三次服藥。04/06之後體溫攝氏36.6度、已痊癒（3/31吃完西藥，中醫舌象開始改變）。

案例二為陳淼和教授門診案例，下圖11.2為2021/07/05 C醫院影像COVID-19患者肺纖維化。圖11.3攝於2021/10/01。臨床症狀恢復九成以上，治療結束。患者63歲，男性，有心臟肥大病史。全家4人皆感染COVID-19，其長子發病一週內往生，患者身心煎熬病情惡化，轉入加護病房，咳喘不止，前後隔離躺床30餘日，且因兒逝而悲哀，整體身心狀況惡化，其Ct值一升到33，即主動要求出院在家自行療養。其妻、次子屬輕症者，陳教授以中醫診治後痊癒。案例患者來診時需人扶持，一走即喘，爬樓梯只能爬半層樓，需由其太太扶持、次子從屁股推，約半小時才能走上5樓，氣喘如牛，再立刻臥床，血氧值74。治療完全只由中醫介入，近三個月來，血氧值97～99，一口氣可爬上5樓，其從事水泥貨運司機兼搬水泥，每包50公斤，每日可扛近百包。患者經治療後，自訴能夠有力氣幹苦活就是一件幸福的事情。其已走出喪子之痛陰霾，每個家庭都有自己的故事，接受事實而勇於面對。

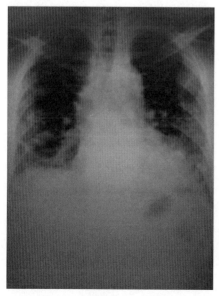
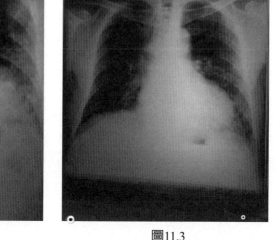

圖11.2　　　　　　　　　　　　　　　圖11.3

　　有些病西醫比較有優勢，有些病中醫比較好處理，中、西醫可相輔相成來救助病人。但是醫理不同，有時無法透過會診來結合。近年來亦有醫療糾紛與責任之歸屬問題，還有中西藥交互作用衝突等更趨複雜。因此在中醫治療時需仔細、小心、隨時追蹤。

　　前段圖11.2之X光影像於2021/07/05攝影，另搭配實驗室血液生化數據，台北C醫學中心胸腔重症專科醫師判定屬COVID-19肺部纖維化後遺症，血氧值74～92，甚喘，只能爬一層樓。圖11.4攝於2021/07/12，當時患者可以爬至3樓，已服中藥十天，血氧值從85～95進步到91～96。處方：科學中藥──麻杏石甘湯6克、葶藶子2克、升麻2克、黃芩2克，共12克處方，每日早、午、晚三次服藥。另搭配水煎藥──桔梗3錢、甘草1錢、厚朴3錢、茯苓3錢、杏仁2錢、五味子2錢、紅棗10顆剝、麥門冬3錢、升麻3錢、梔子3錢、黃耆3錢、黃芩2錢半，由三碗水煮成八分（0.8碗），每日早晚各一帖，一帖煮一次，共八帖。患者於2021/07/12，休息時已不會喘，但是走路時還會一段時間喘促。X光片顯示狀況已有改變，但還是不理想。肺纖維化透過中藥能持續進步，是正面的訊息。圖11.5攝

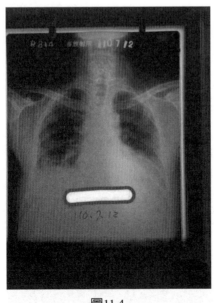

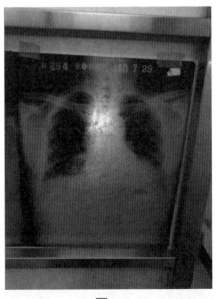

圖11.4　　　　　　　　　　　　　　圖11.5

於2021/07/29，當時患者左肺黑影區明顯往下增長。血氧值最低94、最高98，可以一口氣爬上5樓，不用休息。患者回想剛出院時只能爬一層樓就氣喘吁吁，接著需要太太扶腋下、次子從身後推臀部，一階一階慢慢往上走，近半小時才能達公寓5樓（無電梯），每分鐘心跳超過120下，要立刻躺床休息。影像顯示患者心臟疑似肥大，其病史心臟過去未曾有異常狀況發生。科學中藥改以小茈胡湯7克、五苓散5克、延胡索1.5克，共13.5克處方，每日早、午、晚三次服藥。

　　圖11.6為綜合比較圖、圖11.7為2021/08/27拍攝，圖11.8為斷層影象比較。患者左下肺葉已有黑影，其搭配水煎藥十棗湯已服用超過15帖。血氧值維持95～97，已無喘促，其擔任貨運司機，每天可扛30包以上的水泥（每包50公斤）。2021/10/01影像（圖11.2）顯示已大有好轉，血氧值97～99，經過三個月科學中藥為主的治療，已一口氣可爬上5樓，其從事水泥貨運司機兼搬水泥，每包50公斤，每日可扛近百包。血液生化數值與胸腔影像皆正常，治療結束。

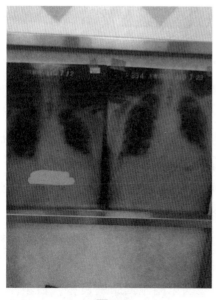

圖11.6

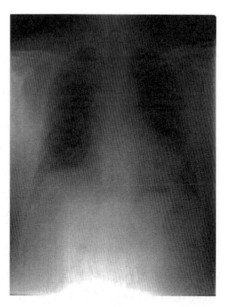

圖11.7

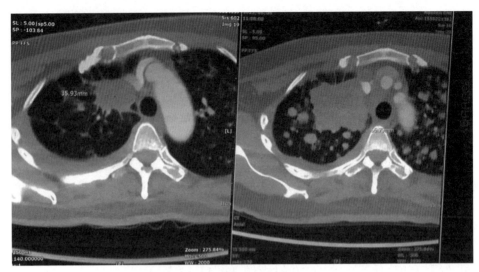

圖11.8

　　疫病流行期間，不論是體表物理性阻隔（喙掩口罩）或體內化學性手段（疫苗、西藥、中藥），都是處置方法。在疫病流行期間，中華民國衛生福利部有公告，全國通訊門診擴大施行，民眾可就近洽詢中西醫療院所，由醫師開立適合身體狀況的處方。衛福部公告輕症確診（發病當下屬熱性病體質）人士，可經醫師診斷後，選用清冠處方及各類對症處方，這些濃縮生藥細粒製劑，多是中央健康保險署認定藥品。疫病治療處方是從《傷寒論》、《小品方》、《千金方》、《外台秘要》與《溫疫論》等醫籍出現的古方化裁而來，服用後對治生病者疾病證候（Syndromes）。確診後，選用治療品項中西藥都有。輕症者也可能很不舒服，從輕症到中、重症，會有不同程度的病理表現：輕症多半會出現喘、疲憊、低熱；中症會有咽喉乾痛、鼻塞、流涕、喘促等上呼吸道症狀；重症是各種肺炎、甚至嚴重感染敗血症狀。重症者需要由專責病房照顧。隨著疫病在不同地區、不同時期的流行與轉變，外感時疫「疫毒」〔嚴重特殊傳染性肺炎（COVID-19）在台灣衛生福利部、中國國家衛生健康委員會、日本厚生勞働省發布的資料定義〕有不同病理特性，不管是瘟癘、瘟毒、濕毒、寒濕疫或風熱毒，依毒性強弱與人體正氣免疫的反應，東亞各國與傳統醫藥

相關的治療參考指引，都有按不同期程、年齡等因素提出之複方。中醫診療「生了病的人」、西醫處理「人所生的病」，標的不同，臨床模式不一。衛福部長於2022年5月26日指揮中心記者會表示，中西醫系統不同，各有依據。中醫處方著眼於複方藥品組合而非單一純化成分，這些是累積千年的實證紀錄。台灣中醫臨床醫學會學術顧問、中央大學歷史研究所皮國立所長指出，後漢醫聖張仲景《傷寒論》就是面對大疫臨床治療總成，書內收載方藥是中醫重要參考資料之一。

在篩檢轉陰後的保養之道，這次染疫屬大規模疫病，國內外文獻已有許多談到後遺症（影響心肺功能、血液循環的long COVID症候群），建議尋求合格醫療院所來開立對症處方，自行囤積藥品並非上策。疫後保健病生理（Pathophysiology）模型，在經典醫藥文獻稱為「差後勞復」，有針對各類症候群列出治療處方，使用藥品前，除了要找醫師協助確認體質狀況，選適合的對症處方，疫後幼童若疫後再次發燒，務必即刻就醫。今本《黃帝內經》與中醫養生相關典籍已經揭示要少食、飲水、多動、寡欲、睡好、放鬆，疫病的影響層面大，無法單純靠日常食療保健，需由醫師診療使用合適的藥品來處置。

疫後肺活量降低、喘、咳、暈、倦怠、腰痠背痛、耳目不適，中西醫皆能治療。而現在後疫情時期工作模式改變，許多人有高度用眼後遺症，也可配合中醫藥，著者與日本醫師團隊（Authors: Makoto Takeda, M.D., Satoru Kuroki, M.D., Shouhaku Yamamoto, M.D., Ph.D., and CHEN Chi-Fang, M.D., Ph.D.[*]）醫學研究論文"Management of Macular Fluid Retention by Kampo Medicine"，已通過審查，刊登於世界衛生組織西太平洋區署WHOWPRO協作機構主辦之國際期刊*Traditional and Kampo Medicine*，提出漢方生藥處置眼病、疫病後遺眼症。現代醫療發達，病毒不可怕，過度恐懼反而得不償失。透過台灣高密度、高水準的中西醫療院所協助，共同面對全球性大規模疫病，逐步恢復正常生活步調。

四、小結

　　以病勢辨別偏陰偏陽是診療核心，中醫「沒有固定成方」防疫茶、防疫湯，體質溫熱者預服桂枝湯會使身體更為燥熱，陰陽偏差則更易致病，也沒有固定藥方預防疫苗注射後副作用[3]。需以少食（飲食清淡，八分飽）、寡慾（生理與心理）、睡眠充足、補充水分，維繫正氣運行。針對個人狀況的防疫處方則因人而異。養生以陰陽平衡為原則，中醫開處方則因人而異，沒有通治眾人的固定方。依據醫藥原典的理論，所謂中醫內涵，我們可以分成兩大領域：外治法以及內治法。以鍼刺艾灸為主的外治法，其理論基於《靈樞》，可上源回溯到出土文物馬王堆醫書《足臂十一脈》與《陰陽十一脈》兩部經書。以開立各種自然界植物、礦物、動物品項生藥（濃縮中藥細粒製劑、水煎藥飲片、生粉等）為主的湯方內服內治法，則基於《傷寒論》，可上源回溯到古典《湯液經法》。一般多以《漢書・藝文志》「經方」之名來論述各種湯液治療，除了「經方」，漢帝國時期，民間亦有使用「常方」為名〔見於漢元帝（B.C.75～33）時期《居延漢簡》〕的用法。經方現在多指涉張仲景《傷寒論》處方，方藥組合簡單明確。依原典今本《素問・移精變氣論》：「毒藥治其內，鍼石治其外。」《素問・湯液醪醴論》：「毒藥攻其中，鑱石鍼艾治其外也。」以及《素問・示從容論》：「令人體重煩冤，當投毒藥刺灸砭石湯液，或已或不已。」米穀蒸熟自然發酵後，上層清澈液狀為「湯液」，下層米穀膏渣為「醪醴」。這些有攻瀉藥效的湯液、醪醴，通稱「毒藥」。各種治內的湯液、醪醴都是《傷寒論》[4]系統之「湯方」。在中醫基礎理論中，湯方為內治法，鍼灸為外治法。人體構造與功能的基礎單位為細胞，人由60兆個細胞組成，由最小分子依序組成整個有機體（Organism）人，人體內

---

[3] 詳細論述可參閱如盛望徽、台大醫院5E3病房：《COVID-19台大醫院診治及照護經驗》（新北市，今名圖書有限公司：2021）。

[4] 本章原典文字資料取自線上資料庫「千年醫典」——域外中醫經典版本庫，取自 https://www.kanguji.com/

狀態失衡時會出現疾病，不論怎樣的複雜病程變化，以陰陽病勢為核心、掌握往寒或往熱走向的整體證候變化，透過內治、外治法，可以處置疾病、養護生命，如此方能讓醫學內涵更深更廣，對全民健康有所貢獻。

跋

　　一本專門著作必須負責任地交代寫書緣由。在嚴重特殊傳染性肺炎（COVID-19）開始爆發之前的一年，當時參加考試院考選部會議，主持的新任召集人提到目前中醫師職類國家考試[1]參考書籍不多，許多科目尚缺乏自己的教材，在命題時務必要謹慎，未來最好大家能群策群力編出參考專書。不久後，我在首次獲邀到國立大學口試碩士生學位考時，也聽到該研究生老闆（指導教授的俗稱。所長教授恰好是其他醫事職類國考典試分科召集人）向我說：您們中醫考試參考專書太少，每次都是考選部檢討的對象……。近年來中醫各種制度如負責醫、試辦臨床分科等，都造成諸多爭議，這些紛亂的源頭之一，就是教、考、訓、用未能完全切合實際需求。台灣中醫四校五系[2]正在組織編寫教材，而專營國家出版品的五南圖書也依據考選部規劃的方案，找了中醫界不同臨床實務工作者來撰寫專書，再走學術外審，希望呈現出另一種面向，初步鎖定基礎醫學類，讓醫學生、各大專校院博雅通識修課者、有興趣的民眾，讀之都能有收穫。我由大家常接觸的「中醫養生」開始寫起，書稿經編審完畢之際（亦有專家

---

[1] 中醫、西醫師執照國家考試都是分成基礎醫學（一）（二）、臨床醫學（一）（二）（三）（四），共六大類專業科目，每一類包含數個學科。如：中醫基礎醫學（一），涵蓋中醫基礎理論、中醫醫學史、中醫生理學、中醫病理學、中醫環境醫學與中醫養生學；中醫基礎醫學（二），涵蓋中醫方劑學、中醫藥物學、炮製學。

[2] 中國醫藥大學中醫學系（1966年成立）以及學士後中醫學系（1984年成立）、長庚大學中醫學系（1997年成立）、義守大學學士後中醫學系（2010年成立）、慈濟大學學士後中醫學系（2012年成立），四校五系教師已組織編輯委員會，撰寫符合新時代所需的國家考試參考用書。

已撰寫完中醫診斷學），也與國內醫學、史學教授群開始共同編寫台灣中醫藥通史專書。

中醫診療「生了病的人」、西醫處理「人所生的病」，標的不同，因此臨床模式有所差異。衛生福利部長於2022年5月的中央流行疫情指揮中心記者會即表示：中、西醫系統不同，各有依據。中醫處方，較著眼於複方藥品組合、而非側重單一純化成分，這些千年來累積的實證資料，從《傷寒論》開始，一路到《肘後備急方》、《小品方》、《千金方》、《醫心方》、《傷寒瘟疫條辨》、《醫界之鐵椎》、《痧瘄瘟治法新編》等著作，都是不同時期醫者，對治大疫的臨床診療總成。在全球化的今天，認識中醫的知識演變，並將其核心概念用來養護生命，增廣健康促進之內涵，在疾病譜系愈趨複雜、人口結構大幅改變的現代，有助於提升生活品質、降低醫療花費。醫學知識無窮無盡，藉由不斷去探索，找出不同方法與典範之間的交集，繼續將醫學研究往前推進、增進全民福祉，這是重要的課題。《中醫養生學》，是國家考試兼通識博雅教材的初探，接下來將持續推出《中醫證治學》、《中醫基礎理論》等書。

大約在漢成帝建始四年（西元前29年）至隋文帝開皇廿年（西元600年）間，地球氣候轉寒旱，為東亞歷史上第二個小冰河期。後漢獻帝初平四年（西元193年），夏六月寒風如冬時；獻帝興平一年（西元194年）七月，三輔（約當陝西中部）大旱。時人稱易致死之急性流行病為「傷寒」，有其時代背景，今人則需注意全球氣候變遷帶來的新興傳染疫病。台灣於夏、秋颱風前的悶熱，或冬季、早春的寒流來襲，當留意其對身體影響。人類生活在大自然中，天有天候、地有物候（農民曆系統所云：萍始生、鹿角解、涼風至、水始冰等）、人有證候，養生是以辨別「證候」為核心，證候整體（病勢）往陽、或往陰的趨勢走，會有不一樣的處置。所以說比如發燒，一樣有分往陽或往陰之不同趨向。因此，證候往陽走時喝枇杷膏、喝涼茶、含喉糖、用塞劑有效；往陰走時要喝薑湯、溫熱敷、保暖逼汗。不管是發燒、咳嗽、腹痛或各種身體的症狀與徵象，每一個證候都有偏陰或偏陽的趨勢，即便是前述這些生活輔助品也有選擇不同寒熱特性者的差異，在養生或進一步的治療，絕對不是某處方一路到底。治

病、養生，皆以「辨別證候的陰陽病勢」，決定後續療法。台灣處在疫情後期，疫後保健的病生理（Pathophysiology）模型，經典醫藥文獻稱爲「差後勞復」，有針對各類證候列出治療處方，使用藥品前除了要找醫師協助確認體質狀況，選適合的對症處方，幼童若疫後再次發燒，務必即刻就醫。在今本《黃帝內經》與中醫養生相關書冊已經揭示要少食、飲水、多動、寡欲、睡好、放鬆，疫病影響層面大，無法單靠日常食療保健、按摩、靜功、動功等，需由醫師診療使用合適藥品來處置。注意清潔、選擇對症醫療模式。切忌濫服營養商品，會阻礙身體內器官實質（臟腑）與流質（氣、血、水）運行，應以透過醫療院所開立合適的保養、治療處方爲宜，才能保身長全。

　　在《中醫養生學》撰寫過程中，受到許多專家學者協助與啓發，他們是吳明賢、吳睿、林仲、林珈羽、皮國立、李德茂、金仕起、高尚德、高堯楷、馬肇選、陳三寶、陳明彥、陳寬正、趙中振、劉祖恩、賴明彥、町泉壽郎以及 顏焜熒 和 施純全 教授等人。感謝贈序、推薦本書的各界師友，還有台灣中醫臨床醫學會第十屆理監事會夥伴、天心中醫全體同仁、五南專業團隊、學術外審專家群。習醫路上 鍾永祥 、 陳俊明 與陳淼和老師暨每個時期不同師長們的指點與提攜，加上眾多就診者的回饋，督促我精進醫道。最重要的，是太座瑞瑩跟我們的寶貝、以及家人支持與陪伴，讓我得以全力完成這本書，增益大眾健康識能之促進。希望大家都有嶄新健康平安的每一天。

陳麒方

2022.10.10寫於中醫臨床研究室

附錄一 中醫藥機關團體一覽表

中華民國衛生福利部中醫藥司全球資訊網官方統計資料中醫藥機關團體				
名稱	理事長	成立日期	地址	聯絡方式
中華傳統醫學會	廖世輝	1984.10.21	新北市板橋區國慶路 149 巷 36 號	電話 (02)2954-2343 www.tcmatw.org.tw
中華民國中西整合醫學會	夏德椿	1993.03.07	台中市北區學士路 91 號 11 樓	電話 (04)2205-3366 分機 3119 cwm.org.tw
台灣中醫臨床醫學會	陳麒方	1994.11.20	台北市中正區武昌街 1 段 33 號	電話 (02)-2361-5050 www.tccma.tw
中華民國中醫傷科醫學會	黃蕙棻	1996.10.21	台中市北區學士路 91 號 11 樓	電話 (04)2205-3366 分機 3101
中華針灸醫學會	李育臣	1997.11.16	台中市北區健行路 373 之 14 樓	電話 (04)-2236-7990 www.cmaa.org.tw
中華民國中醫內科醫學會	洪裕強	1998.07.12	台北市信義區永吉路 30 巷 148 弄 14 號 2 樓	電話 (02)-3765-1195 www.tcma-7v.org.tw
中華民國中醫婦科醫學會	陳雅吟	1998.07.12	台北市信義區永吉路 30 巷 148 弄 14 號 2 樓	電話 (02)-3765-1123 www.tcma-7v.org.tw

中華民國衛生福利部中醫藥司全球資訊網官方統計資料中醫藥機關團體				
名稱	理事長	成立日期	地址	聯絡方式
中華民國中醫兒科醫學會	賴東淵	1998.07.12	台北市信義區永吉路 30 巷 148 弄 14 號 2 樓	電話 (02)-3765-1191 www.tcma-7v.org.tw
台灣中醫護理學會	曾素美	2003.02.22	桃園市龜山區頂湖路 123 號	電話 (03)-319-6115 www.ttcmna.org.tw
台灣中醫家庭醫學醫學會	葉家舟	2005.06.05	嘉義縣大林鎮民生路 2 號	電話 (052)-648-000 分機 5514

中醫醫學會暨中醫護理學會相關資訊（以上資料截至 2022 年第二季）。

附錄二 台灣《中醫藥發展法》全文 [1]

法規名稱：中醫藥發展法

公布日期：民國108年12月31日

第一章 總則

第1條

為促進中醫藥永續發展，保障全民健康及福祉，特制定本法。

第2條

本法所稱主管機關：在中央為衛生福利部；在直轄市為直轄市政府；在縣（市）為縣（市）政府。

第3條

本法用詞，定義如下：

一、中醫：指以中醫學理論為基礎，從事傳統與現代化應用開發、促進健康及治療疾病之醫療行為。

二、中藥：指以中藥學理論為基礎，應用於診斷、治療、減輕或預防人類疾病之中藥材及中藥製劑。

三、中醫藥：指中醫及中藥。

1　海峽兩岸中醫均有進入《憲法》。中國大陸中醫入憲是1982年12月4日第五屆全國人民代表大會制定之憲法第廿一條規定「發展現代醫藥和我國傳統醫藥」。台灣於1992年5月28日於第二次憲法增修條文時，有「國家應推行全民健康保險，並促進現代和傳統醫藥之研究發展」的內容，現為中華民國憲法增修條文第十條第五項。

第4條

政府應致力於中醫藥發展，保障及充實其發展所需之經費。

第二章　中醫藥發展計畫

第5條

為促進中醫藥發展，中央主管機關應每五年訂定中醫藥發展計畫；其內容如下：

一、中醫藥發展之目標及願景。

二、提升中醫醫療照護品質。

三、提升中藥品質及促進產業發展。

四、促進中醫藥研究發展及國際合作交流。

五、中醫藥人才培育。

六、其他促進中醫藥發展事項。

前項中醫藥發展計畫，中央主管機關應會商相關機關定之。

直轄市、縣（市）主管機關得依前項計畫，訂定地方中醫藥發展方案並實施之。

主管機關得要求相關機關（構）、學校、法人或團體協助第一項計畫或前項方案之推動。

第6條

中央主管機關應遴聘（派）中醫藥學者專家及產業界人士代表，定期召開諮詢會議，辦理中醫藥發展政策諮詢事項。

第7條

中央主管機關應就下列事項，給予適當之獎勵或補助：

一、中醫藥研究及發展。

二、中藥製劑創新及開發。

三、中藥藥用植物種植。

前項獎勵或補助之對象、條件、申請程序、額度、審查、核准、廢止及其他相關事項之辦法，由中央主管機關定之。

第三章　中醫藥醫療及照護

第8條

政府應強化中醫藥在全民健康保險與醫療照護體系中之功能及角色，保障民眾就醫及健康照護之權益。

第9條

中央主管機關應建立中醫醫療品質管理制度，鼓勵中醫現代化發展。

第10條

政府應促進中醫醫療資源均衡發展，完善偏鄉醫療照護資源，鼓勵設立中醫醫療機構或各層級醫院設立中醫部門，提高中醫醫療資源之可近性。

第11條

政府應鼓勵發展具中醫特色之預防醫學、居家醫療、中西醫合作及中醫多元醫療服務，促進中醫醫療利用及發展。

第四章　中藥品質管理及產業發展

第12條

中央主管機關應強化中藥材源頭管理，積極發展及輔導國內中藥藥用植物種植；必要時，得會同中央目的事業主管機關辦理之。

承租公有土地或國營事業土地種植中藥藥用植物，其品項經中央主管機關會商中央目的事業主管機關核定者，得給予獎勵及土地租賃期限保障；其土地租賃期限，不受國有財產法第四十三條及地方公有財產管理法規關於租期之限制。

前項獎勵條件、方式與土地租賃期限保障及其他相關事項之辦法，由中央主管機關會商中央目的事業主管機關、公有土地管理機關、國營事業及相關機關定之。

第13條

中央主管機關應完善中藥品質之管理規範，促進中藥規格化、標準化及現代化。

第14條

主管機關應加強中藥上市後之監測，並公布執行結果。

前項中藥上市後監測內容、品項、數量及其他相關事項之辦法，由中央主管機關定之。

第15條

政府應輔導中藥產業開拓國際市場，提升中藥產業發展。

第五章　中醫藥研究發展

第16條

政府應推廣與輔導保存具中醫藥特色之知識及傳統技藝，並鼓勵保有、使用或管理者提供相關資訊。

第17條

中央主管機關應就中醫藥基礎研究、應用研究與臨床及實證研究，建置國家中醫藥知識庫，進行資料蒐集及分析。

第18條

政府應整合產官學之研究及臨床試驗資源，提升中醫藥實證基礎，鼓勵產學合作，促進中醫藥創新及研究發展。

第19條

衛生福利部國家中醫藥研究所為配合第五條第一項中醫藥發展計畫之執行，得設置中醫藥研究基金。

前項基金之來源如下：

一、受贈收入。

二、基金之孳息收入。

三、其他收入。

前項各款收入，應循附屬單位預算方式撥入基金。

第一項基金之用途如下：

一、為增進科學技術研究發展所需支出。

二、延攬及培訓傑出人才所需支出。

三、智慧財產及技術移轉所需支出。

四、受贈收入指定用途支出。

五、管理及總務支出。

六、其他有關支出。

第20條

政府及中醫藥學術研究機構，應就中醫藥研究及管理成果，進行國際交流。

第六章　中醫藥人才培育

第21條

中央主管機關及中央目的事業主管機關應完善中醫醫事人力規劃，整合教學資源，培育中醫藥人才。

第22條

政府應加強培育中醫藥科技研究人才，提升中醫藥發展。

第23條

政府應普及中醫藥與相關保健知識之教育及學習，提升國民中醫藥知識。

第七章　附則

第24條

本法自公布日施行。

序號	品名	基原	部位
1	百合	卷丹 *Lilium lancifolium* Thunb. 百合 *Lilium brownii* F. E. Brown var. *viridulum* Baker 細葉百合 *Lilium pumilum* DC.	乾燥肉質鱗莖
2	荷葉	蓮 *Nelumbo nucifera* Gaertn.	乾燥葉
3	銀耳 （白木耳）	銀耳 *Tremella fuciformis* Berk.	乾燥子實體
4	山藥	薯蕷 *Dioscorea opposita* Thunb. 恆春薯蕷 *Dioscorea doryophora* Hance 基隆山藥 *Dioscorea japonica* Thunb. var. *pseudo japonica* (Hay.) Yamam	乾燥根莖
5	生薑	薑 *Zingiber officinale* Rosc.	新鮮根莖
6	昆布	海帶 *Laminaria japonica* Aresch. 昆布 *Ecklonia kurome* Okam.	乾燥葉狀體
7	薤	小根蒜 *Allium macrostemon* Bge. 薤 *Allium chinense* G. Don.	乾燥鱗莖
8	馬齒莧	馬齒莧 *Portulaca oleracea* L.	乾燥地上部分
9	蒜（小蒜）	小蒜 *Allium macrostemon* Bunge.	乾燥鱗莖
10	海藻	海蒿子 *Sargassum pallidum* (Turn.) C. Ag. 羊棲菜 *Sargassum fusiforme* (Harv.)Setch.	乾燥藻體
11	小茴香 （子）	茴香 *Foeniculum vulgare* Mill.	乾燥成熟果實

序號	品名	基原	部位
12	八角茴香 （大茴香）	八角茴香 *Illicium verum* Hook. f.	乾燥成熟果實
13	羅勒	羅勒 *Ocimum basilicum*	全草
14	龍眼肉	龍眼 *Dimocarpus longan* Lour. *Euphoria longan* (Lour.) Steudel (syn-onym) *Nephelium longanum* Cambess (synonym)	乾燥之中果皮及果肉
15	枸杞子	枸杞 *Lycium chinense* Mill. 寧夏枸杞 *Lycium barbarum* L.	乾燥果實
16	烏梅	梅 *Prunus mume* (Sieb.) Sieb. et Zucc.	乾燥近成熟果實，經燻製而成
17	大棗 （紅棗，黑棗）	棗 *Ziziphus jujuba* Mill. 紅棗：成熟果實烘乾或曬乾。 黑棗：成熟果實滾水快煮後，撈出放冷燻製而成。	乾燥成熟果實
18	山楂	山楂 *Crataegus pinnatifida* Bunge. 山里紅 *Crataegus pinnatifida* Bunge var. *major* N. E. Br.	乾燥成熟果實
19	秦椒 （花椒）	花椒 *Zanthoxylum bungeanum* Maxim. 青椒 *Zanthoxylum schinifolium* Sieb. et Zucc.	乾燥成熟果皮
20	胡椒	胡椒 *Piper nigrum* L.	乾燥成熟果實
21	芡實	芡 *Euryale ferox* Salisb.	乾燥成熟種仁
22	淡豆豉	大豆 *Glycine max* (L.) Merr. 成熟種子，加藥汁蒸煮發酵製成。	成熟種子
23	蓮子	蓮 *Nelumbo nucifera* Gaertn.	乾燥成熟果實
24	赤小豆	赤小豆 *Vigna calcaratus* Roxb. 赤豆 *Vigna angularis* Ohwi et Ohashi	乾燥成熟種子
25	薏苡仁	薏苡 *Coix lacryma-jobi* L. var. *ma-yuen* (Roman.) Stapf	乾燥成熟種仁

序號	品名	基原	部位
26	牡蠣殼	長牡蠣 *Ostrea gigas* Thunb. 大連灣牡蠣 *Ostrea talienwhanensis* Crosse 近江牡蠣 *Ostrea rivularis* Gould 葡萄牙牡蠣 *Crassostrea angulata*	貝殼
27	菊花	菊花 *Chrysanthemum morifolium* (Ramat.) Tzvel.	乾燥頭狀花序
28	黃精	多花黃精 *Polygonatum cyrtonema* Hua. 黃精 *Polygonatum sibiricum* Delar. ex Redoute 滇黃精 *Polygonatum kingianum* Coll. et Hemsl.	乾燥根莖
29	薄荷	薄荷 *Mentha haplocalyx* Briq. 及同屬近緣植物	乾燥地上部分
30	絞股藍 （七葉膽）	絞股藍 *Gynostemma pentaphyllum* Makino	乾燥全草
31	決明子	決明 *Cassia obtusifolia* L. 小決明 *Cassia tora* L.	乾燥種子
32	石斛	石斛 *Dendrobium nobile* Lindl. 粉花石斛 *Dendrobium loddigesii* Rolfe. 黃草石斛 *Dendrobium chrysanthum* Wall. 馬鞭石斛 *Dendrobium fimbriatum* Hook. var. *oculatum* Hook. 鐵皮石斛 *Dendrobium candidum* Wall. ex Lindl 黃花石斛 *Dendrobium tosaense* Makino	新鮮或乾燥莖
33	陳皮	橘 *Citrus reticulata* Blanco及其栽培品種。	乾燥成熟果皮
34	肉豆蔻	肉豆蔻 *Myristica fragrans* Houtt.	乾燥種仁
35	草豆蔻	草豆蔻 *Alpinia katsumadai* Hayata	乾燥近成熟種子

序號	品名	基原	部位
36	砂仁	陽春砂 *Amomum villosum* Lour. 縮砂 *Amomum* villosum Lour. var. *xanthioides* (Wall. ex Bak.) T. L. Wu et Senjen 海南砂 *Amomum longiligulare* T. L. Wu	乾燥成熟果實
37	人參花	人參 *Panax ginseng* C. A. Meyer	乾燥花序

附錄四　台灣中藥基準方 200 方

項次	基準方名	項次	基準方名
1	六味地黃丸	23	桂枝湯
2	八味地黃丸	24	小青龍湯
3	知柏地黃丸	25	葛根湯
4	杞菊地黃丸	26	柴葛解肌湯
5	參苓白朮散	27	九味羌活湯
6	四君子湯	28	人參敗毒散
7	四物湯	29	川芎茶調散
8	補中益氣湯（丸）	30	荊防敗毒散
9	六君子湯（丸）	31	麻杏甘石湯
10	歸脾湯	32	麻杏薏甘湯
11	養心湯	33	麻黃附子細辛湯
12	人參養榮湯（丸）	34	大承氣湯
13	百合固金湯（丸）	35	小陷胸湯
14	紫菀湯	36	五積散
15	秦艽鱉甲散	37	參蘇飲
16	益氣聰明湯	38	香蘇散
17	八珍湯（丸）	39	逍遙散
18	濟生腎氣丸	40	加味逍遙散
19	十全大補湯（丸）	41	藿香正氣散（丸）
20	還少丹	42	烏藥順氣散
21	黃耆五物湯	43	蘇子降氣湯
22	麻黃湯	44	定喘湯

項次	基準方名	項次	基準方名
45	越鞠丸	72	雞鳴散
46	槐花散	73	炙甘草湯
47	疏經活血湯	74	清燥救肺湯
48	抵當湯	75	甘露飲
49	血府逐瘀湯	76	黃連解毒湯
50	補陽還五湯	77	白虎湯
51	正骨紫金丹	78	涼膈散
52	桃紅四物湯	79	龍膽瀉肝湯（丸）
53	消風散	80	清胃散
54	上中下通用痛風丸	81	甘露消毒丹
55	蠲痹湯	82	清心蓮子飲
56	三痹湯	83	導赤散
57	獨活寄生湯	84	玉女煎
58	鉤藤散	85	荊芥連翹湯
59	小續命湯	86	滋陰降火湯
60	吳茱萸湯	87	當歸龍薈丸去麝香
61	附子理中湯（丸）	88	辛夷清肺湯
62	清暑益氣湯	89	華蓋散
63	竹葉石膏湯	90	清肺湯
64	香薷飲	91	止嗽散
65	五皮飲	92	金沸草散
66	八正散	93	香砂六君子湯
67	萆薢分清飲	94	治濁固本丸
68	茵陳五苓散	95	當歸六黃湯
69	五淋散	96	散腫潰堅湯
70	導水茯苓湯	97	排膿散
71	木防己湯	98	如意金黃散

項次	基準方名	項次	基準方名
99	完帶湯	126	芍藥湯
100	調經丸	127	桂枝茯苓丸
101	聖愈湯	128	當歸拈痛湯
102	十神湯	129	四逆湯
103	升麻葛根湯	130	當歸四逆湯
104	辛夷散	131	真武湯
105	小承氣湯	132	小建中湯
106	調胃承氣湯	133	大建中湯
107	桃仁承氣湯（桃核承氣湯）	134	黃耆建中湯
108	大茈胡湯	135	六一散
109	防風通聖散	136	五苓散
110	葛根黃芩黃連湯	137	豬苓湯
111	桑菊飲	138	越婢加朮湯
112	杏蘇散	139	羌活勝濕湯
113	銀翹散	140	茵陳蒿湯
114	茈胡桂枝湯	141	薏苡仁湯
115	小茈胡湯	142	苓桂朮甘湯
116	芍藥甘草湯	143	小半夏加茯苓湯
117	柴陷湯	144	腎著湯
118	黃連湯	145	潤腸湯
119	四逆散	146	響聲破笛丸
120	旋覆代赭石湯	147	半夏瀉心湯
121	半夏厚朴湯	148	瀉白散
122	橘皮竹茹湯	149	普濟消毒飲
123	橘核丸	150	三黃瀉心湯
124	復元活血湯去穿山甲	151	清心利膈湯
125	大黃牡丹皮湯	152	半夏天麻白朮湯

項次	基準方名	項次	基準方名
153	安中散	177	七寶美髯丹
154	玉屏風散	178	斑龍丸
155	乙字湯	179	再造散
156	消痔丸	180	養肝丸
157	紫雲膏	181	清涼散
158	八味帶下方	182	甘麥大棗湯（甘草小麥大棗湯）
159	溫經湯	183	柴胡加龍骨牡蠣湯
160	芎歸膠艾湯	184	保產無憂方
161	當歸芍藥散	185	當歸飲子
162	生化湯	186	寧嗽丸
163	玉泉丸	187	二陳湯（丸）
164	黃連上清丸	188	桂枝芍藥知母湯
165	梔子豉湯	189	蒼耳散
166	桔梗湯	190	柴胡清肝湯
167	清肺飲	191	托裏消毒飲
168	瓜蔞枳實湯	192	桑螵蛸散
169	不換金正氣散	193	溫清飲（解毒四物湯）
170	健脾丸	194	金鎖固精丸
171	連翹敗毒散	195	保和丸
172	補陰湯	196	胃苓湯
173	麥味地黃丸	197	平胃散（丸）
174	滋陰地黃丸（熟乾地黃丸）	198	白虎加人參湯
175	當歸補血湯	199	抑肝散
176	大補陰丸	200	溫膽湯

依據：行政院衛生署於民國八十四年八月三十一日以衛署藥製字第八四〇
　　　五六二七二號公告「六味地黃丸」等一百方中藥基準方；另於民國
　　　八十九年六月二十九日以衛署中會字第八九〇三七九二九號公告新增
　　　「聖愈湯」等中藥基準方一百方，共計 200 方。

參考文獻

1. 《台灣日日新報》、《台灣漢醫藥新報》、《漢文皇漢醫界》、《台灣皇漢醫界》史料。

2. 徐國章編譯：《日治時期律令集覽》。南投：國史館台灣文獻館，2020。

3. 鄭吉雄：《漢學論衡初集》。台北：台大出版中心，2022。

4. 閔凡祥編纂：《中文醫史研究學術成果索引》。北京：人民出版社，2021。

5. 朝比奈泰彥編修：《正倉院藥物》。大阪：植物文獻刊行會，1955。

6. 眞柳誠：《黃帝醫籍研究》。東京：汲古書院，2014。

7. 陳淼和：《醫界之鐵椎譯註附陳淼和醫論》。台北：集夢坊出版社，2016。

8. 皮國立：《國族、國醫與病人》。台北：五南出版社，2016。

9. 皮國立：《全球大流感在近代中國的眞相》。台北：時報出版社，2022。

10. 許晉彰：《台灣常民文化》。台南：華淋出版社，2002。

11. 陳欽銘：《醫經醫史研究論集》。台北：啓業書局，2002。

12. 羅伊波特：《劍橋插圖醫學史》。台北：如果出版社，2008。

13. 杜聰明：《中西醫學史略》。台北：中華大典編印會，1966。

14. 林昭庚、鄢良：《鍼灸醫學史》。北京：中國中醫藥出版社，1999。

15. 李經緯、林昭庚：《中國醫學通史》。北京：人民衛生出版社，2004。

16. 野瀨眞輯：《東洋醫學善本叢書系列》。大阪：東方オリエソト出版社，1990。

17. 錢超塵、李雲：《黃帝內經太素新校正》。北京：學苑出版社，

2007。

18. 左合昌美：《黃帝內經太素新新校正第四版》。東京：內經醫學會，2017。

19. 中華醫學百科全書編委會：《中醫養生學》。北京：協和醫科大學出版社，2022。

20. 遠田裕政：《傷寒論再發掘》。東京：東明社，1995。

21. 長澤元夫：《康治本傷寒論の研究》。東京：健友館，1992。

22. 婁紹昆：《中醫人生（增訂版）》。台北：漫遊者文化，2021。

23. 李順保：《金匱要略版本大全》。北京：學苑出版社，2019。

24. 李順保：《傷寒論版本大全》。北京：學苑出版社，2000。

25. 陳淼和：《傷寒卒病論台灣本》。台北：集夢坊出版社，2008。

26. 陳瑞麟：《科學哲學：假設的推理》。台北：五南出版社，2017。

27. 楊儒賓：《道家與古之道術》。新竹：清華大學出版社，2019。

28. 葛兆光：《中國思想史》。上海：復旦大學出版社，2009。

29. 陳元朋：《兩宋的「尚醫士人」與「儒醫」：兼論其在金元的流變》。台北：台大出版委員會，1997。

30. 范家偉：《北宋校正醫書局新探》。香港：中華書局，2014。

31. 宮崎市定：《宮崎市定全集》。東京：岩波書店，1993。

32. 柳長華：《李時珍醫學全書》。北京：中國中醫藥出版社，1999。

33. 趙中振：《中振說本草》。香港：萬里機構，2017。

34. 趙中振：《世說本草》。香港：萬里機構，2018。

35. 李約瑟：《中國之科學與文明（一）》。台北：商務印書館，1974。

36. 楊義明：《臨床推理二版》。台北：台灣愛思唯爾（Elsevier），2020。

37. 許水：《壹百良方自療法》。台南：百壽堂小藥房，1937。

38. 周珮琪、陳光偉、林昭庚：《日治時期的台灣中醫》。台北：國立中國醫藥研究所，2011。

39. 魏嘉弘：《日治時期台灣「亞洲型霍亂」研究》。台北：政大出版社，2017。

40. 陳昭宏：《日治時期台灣皇漢醫道復活運動》。台北：政大出版社，2017。

41. 鄭金生、錢超塵、犬卷太一：《聖濟總錄（點校聚珍本）》。北京：學苑出版社，2013。

42. 寺澤捷年：《吉益東洞の研究》。東京：岩波書店，2013。

43. 賈春華：《日本漢醫古方派研究》。北京：中國中醫藥出版社，2019。

44. 松木明知：《華岡青洲と麻沸散》。東京：眞興交易醫書出版部，2008。

45. 橫田觀風：《訓注尾臺榕堂全集》。東京：日本の医学社，2010。

46. 富士川游：《日本醫學史》。東京：日新書院，1941。

47. 楊金鑫：《近世日本漢方醫學變遷研究》。長春：吉林大學出版社，2010。

48. 矢數道明：《明治以來漢方醫學變遷及其展望》。東京：岩波書店，1968。

49. 甘為霖：《荷據下的福爾摩莎》。台北：前衛，2003。

50. 張秀蓉：《日治台灣醫療公衛五十年》。台北：台大出版中心，2015。

51. 林進發：《台灣人物評》。台北：總督府，1929。

52. 大塚敬節：《漢方診療卅年》。東京：創元社，1959。

53. 朱木通：《中醫臨床廿五年》。台北：藍燈出版社，1973。

54. 朴炳昆：《漢方臨床四十五年》。漢城：大光文化社，1984。

55. 馬光亞：《台北臨床卅年（正、續集）》。台北：世界書局，1981、1986。

56. 裘錫圭：《長沙馬王堆漢墓簡帛集成》。北京：中華書局，2014。

57. 梁繁榮、王毅：《揭秘敝昔遺書與漆人》。成都：四川科學技術出版社，2016。

58. 渡邊幸三：《本草書の研究》。大阪：杏雨書屋出版社，1987。

59. 周雲逸：《證類本草與宋代學術文化研究》。北京：社會科學文獻出

版社，2017。

60. 周楣聲：《灸繩》。山東：青島出版社，2006。

61. 顏焜熒：《原色生藥學》。台北：南天書局，1996。

62. 賴榮祥：《原色生藥學》。台中：創譯出版社，1976。

63. Lu, G.-D. and Needham, J., *Celestial Lancets: A History and Rationale of Acupuncture and Moxa.*, London: Routledge, 2002.

64. 澀江抽齋：《靈樞講義》。北京：學苑出版社，2003。

65. 山田業廣：《素問次注集疏》。北京：學苑出版社，2004。

66. 嚴健民：《五十二病方注補譯：原始中醫治療學》。北京：中醫古籍出版社，2005。

67. 嚴健民：《原始中醫學理論體系十七講》。北京：中醫古籍出版社，2015。

68. 馬繼興：《中國出土古醫書考釋與研究》。上海：科學技術出版社，2015。

69. 劉殿爵、陳方正、何志華：《博物志逐字索引》。香港：香港中文大學出版社，2007，頁67。

70. 盛望徽：《COVID-19台大醫院診治及照護經驗》。新北市：今名圖書有限公司，2021。

71. 王文基、劉士永、栗山茂久等：《東亞醫療史》。台北：聯經出版公司，2017。

72. 日本醫史學會主編，韓國韓醫原典學會、台灣中醫臨床醫學會協編：《醫學史事典》。東京：丸善書店，2022。

73. 陳淼和：〈《黃帝甲乙經》與《黃帝三部鍼經》皆非出自皇甫謐、《醫心方‧孔穴主治法》以楊玄操《黃帝明堂經》為底本〉，《台灣中醫臨床醫學雜誌》，25卷1期，2020，頁1到53。

74. 陳麒方：〈靈樞版本源流簡述〉，《中醫藥研究論叢》，17卷2期，2014，頁139到155。

75. 陳名婷、蘇奕彰：〈故宮典藏之安政本《素問》源流初探〉，《中醫藥雜誌》，25卷特刊，2014，頁321到332。

76. 陳韻如：〈宋代士大夫參與地方醫書刊印新探〉，《中央研究院歷史語言研究所集刊》，92卷，2021，頁437到507。

77. Chen, Y.-J., The Quest for Efficiency: Knowledge Management in Medical Formularies., *Harvard Journal of Asiatic Studies* 80; 2021: 347-380.

78. 山田光胤：〈日本漢方醫學の傳承と系譜〉，《日本東洋醫學會雜誌》，46卷4期，1996，頁514。

79. 陳麒方：〈吉益南涯氣血水辨證介紹暨其思想初探〉，《中醫藥研究論叢》，18卷1期，2015，頁131到144。

80. 陳麒方：〈多紀元簡鍼灸學術思想研究〉，《中醫藥研究論叢》，16卷2期，2013，頁31到52。

81. 矢數道明：〈日本における漢方復権運動小史年表〉，《漢方の臨床》，31卷4期，1984，頁47到62。

82. 眞柳誠、郭秀梅：〈日本漢醫學權威矢數道明老師〉，《中華醫史雜誌》，33卷2期，2003，頁93到95。

83. 陳俊明、陳麒方：〈日本東洋醫學會發展概況〉，《中華民國中醫師公會全國聯合會中醫會訊》，422期，2018，頁2到3。

84. 周珮琪、林昭庚：〈鍼具發展史—以出土文物為例〉，《台灣中醫醫學雜誌》，11卷2期，2013，頁23到32。

85. L. Dorfer, M. Moser, et al.: A Medical Report from the Stone Age? *Lancet* 354; 1999: 1023-1025.

86. P. Gostner, G. Bonatti, et al.: New Radiological Insights into the Life and Death of the Tyrolean Iceman., *Journal of Archaeological Science* 38; 2011: 3425-3431.

87. 陳麒方、陳淼和、孫茂峰、鍾永祥：〈穴位流派之爭：以傳世文本為中心的研究〉，《台灣中醫臨床醫學雜誌》，23卷1期，2018，頁6到10。

88. 陳麒方、孫茂峰：〈葛洪《肘後方》之鍼灸思想初探〉，《中醫藥研究論叢》，20卷1期，2017，頁25到35。

89. 黃龍祥：〈《鍼經》《素問》編撰與流傳解謎〉，《中華醫史雜

誌》，50卷2期，2020，頁67到74。

90. 李建民：〈艾火與天火 —— 灸療法誕生之謎〉，《自然科學史研究》，21卷4期，2002，頁320到331。

91. 林憶杰、呂萬安：〈天灸療法對氣喘病人健康相關生活品質之研究〉，《中醫藥研究論叢》，19卷1期，2016，頁1到14。

92. 陳淼和：〈灸壯與灸妝通假、「哎咀」原作「父且」而與斧粗通假、仲景以桂枝入藥而非宋臣由桂皮所改名〉，《中醫藥研究論叢》，17卷1期，2014，頁41到55。

93. 孫茂峰、陳麒方：〈世界各國之灸療發展與現況研究〉，《台北國際中醫藥學術論壇年報》，4卷1期，2017，頁38。

94. 漆浩：〈艾與艾灸的歷史沿革〉，《國醫論壇》，1卷，1989，頁36。

95. 瞿瑞瑩、陳麒方：〈鍼刺源流初探〉，《台北市中醫醫學雜誌》，27卷2期，2021，頁1到8。

96. 張恬寧、何玉鈴、張永勳：〈祭祀用線香使用中藥材之調查研究〉，《中醫藥年報》，23卷5期，2005，頁449到582。

97. 鄧特偉、唐芳、汪玲珍：〈溫陽固腎灸干預慢性腎臟病患者蛋白尿的療效評價〉，《臨床腎臟病雜誌》，6卷，2016，頁336到339。

98. 何穎華、馬偉忠：〈艾灸腹部經穴對慢性腎臟病患者胃腸功能的影響〉，《實用中醫藥雜誌》，3卷1期，2016，頁244到245。

99. World Health Organization: Global Tuberculosis Report., *World Health Organization*, 2016.

100. 中華人民共和國國家衛生健康委員會：〈新型冠狀病毒感染肺炎診療方案（試行）〉，《中國國家衛生健康委員會年報資料》，2021。

101. 粘振和：〈析論茶文化課題中的幾個史料詮釋問題〉，《博學》，5卷，2007，頁65到82。

102. 李曉莉、吳蕾、王張：〈阿育吠陀醫學經典述要〉，《中華醫史雜誌》，52卷1期，2022，頁33到40。

103. 陳品璇、曾育慧、許中華：〈中醫居家醫療之現況與展望〉，《台灣

公共衛生雜誌》，41卷1期，2022，頁16到35。

104. 陳麒方：〈出土文獻與傷寒文本暨臨床應用〉，《生藥資訊刊》，29卷1期，2022，頁11到12。

105. 瞿瑞瑩、陳麒方：〈論經脈脈道示意鉤沉〉，《中醫藥研究論叢》，25卷1期，2022，頁51到60。

106. 瞿瑞瑩、陳麒方：〈東亞藥典收載方藥初探〉，《台灣中醫臨床醫學雜誌》，27卷1期，2022，頁31到42。

107. 朱志德：〈董氏奇穴學術思想的分化〉，《中醫藥雜誌》，32卷1期，2021，頁73到97。

108. 陳麒方：〈福爾摩沙疫癘初探〉，《台北市中醫醫學雜誌》，27卷1期，2021，頁17到25。

109. 陳麒方、山本昇伯：〈東亞醫藥原典之形成與流傳研究〉，《中醫藥研究論叢》，23卷2期，2020，頁67到80。

110. 陳麒方、野瀨眞、孫茂峰：〈從避癘到防疫：1940年代以前之台灣醫藥疫史初攷〉，《中醫藥研究論叢》，23卷特刊，2020，頁95到103。

111. Chen, C. -F., Acupuncture and moxibustion in Japan, Korea and Taiwan: a comparative study., *Tw. J. Clin. Chin. Med.*, 25(1); 2019: 75-83.

112. Chen, C. -F., et al., Penile metastasis from recurrent sarcoma in a teenager: a case report., *BMC Urol.*, 19(1); 2019: 81.

113. 陳麒方：〈講談COVID-19〉，《漢方の臨床》，69卷1期，2022，頁72。

114. 陳麒方、瞿瑞瑩、陳淼和：〈經方處置治療COVID-19病患〉，《中醫藥研究論叢》，25卷特刊，2022，頁153到160。

115. 胡峰賓、張景堯：〈中醫藥發展法之時代意義與展望〉，《全國律師》，24卷6期，2020，頁30到40。

116. 李艾倫、施純全：〈台灣中醫藥發展推動背景、規劃過程與未來展望〉，《全國律師》，24卷6期，2020，頁7到29。

117. 鄭鴻強、高尚德、施純全、林昭庚：〈台灣韓國傳統醫藥法之比

較〉，《台灣中醫醫學雜誌》，18卷1期，2020，頁65到87。

118. 陳麒方：〈東亞漢方生藥流變研究〉，《傳統醫學雜誌》，31卷1期，2020，頁1到8。

119. 葉青菁、陳麒方、姜秀子、戴裕霖、劉昌邦：〈中醫醫療院所之感染管制措施〉，《感染控制雜誌》，29卷4期，2019，頁176到185。

120. 吳孟霖、黃書澐、陳俞沛：〈淺談中藥用藥安全及中、西藥交互作用〉，《台灣老年醫學暨老年學雜誌》，11卷1期，2016，頁1到15。

121. 施純全：〈全民健保制度下台灣中醫實施現況〉，《醫療品質雜誌》，8卷5期，2014，頁19到22。

122. Delbourgo, J. The knowing world: A new global history of science. *History of Science* 57; 2019: 373-399.

123. 眞柳誠：〈中国最古の医論〉，《漢方の臨床》，67卷11期，2020，頁1087到1088。

124. 美國衛生暨公眾服務部全球資訊網https://www.hhs.gov。

125. 日本厚生勞働省全球資訊網https://www.mhlw.go.jp。

126. 韓國保健福祉部全球資訊網https://www.mohw.go.kr。

127. 台灣衛生福利部全球資訊網https://www.mohw.gov.tw。

128. 台灣中醫臨床醫學會全球資訊網https://www.tccma.tw。

129. 天仁茗茶全球資訊網https://www.tenren.com.tw。

130. 醫學史課程https://www.ihp.sinica.edu.tw/~medicine/medical/index.htm。

131. 大英博物館線上收藏（The British Museum Collection Online）。

延伸閱讀

1. 國家中醫藥研究所發行：《中醫藥雜誌》醫學期刊。

2. 台北市中醫師公會發行：《中醫藥研究論叢》醫學期刊。

3. 台灣中醫臨床醫學會發行：《台灣中醫臨床醫學雜誌》醫學期刊。

4. 中國科學技術協會、中華醫學會發行：《中華醫史雜誌》雙月刊。

5. 日本東洋醫學會發行：*Traditional and Kampo Medicine*醫學期刊。

6. 許水：《壹百良方自療法》。台南：百壽堂小藥房，1937。

7. 劉衡如：《靈樞經校勘本》。北京：人民衛生出版社，1964。

8. 朱木通：《中醫臨床廿五年》。台北：藍燈出版社，1973。

9. 錢超塵、李雲：《黃帝內經太素新校正》。北京：學苑出版社，2007。

10. 藤木俊郎：《鍼灸醫學源流考》。東京：創元社，2007。

11. 陳淼和：《傷寒卒病論台灣本》。台北：集夢坊出版社，2008。

12. 金仕起：《中國古代的醫學、醫史與政治》。台北：政大出版社，2010。

13. 王玉川：《承啟版教材中醫養生學》。台北：知音出版社，2010。

14. 郭靄春：《黃帝內經素問校注》。北京：人民衛生出版社，2013。

15. 范家偉：《北宋校正醫書局新探》。香港：中華書局，2014。

16. 馬繼興：《中國出土古醫書考釋與研究》。上海：科學技術出版社，2015。

17. 陳淼和：《醫界之鐵椎譯註附陳淼和醫論》。台北：集夢坊出版社，2016。

18. 左合昌美：《黃帝內經太素新新校正第四版》。東京：內經醫學會，2017。

19. 鄧鐵濤、鄭洪、陳志勇、劉小斌：《中國養生史》。南寧：廣西科學

技術出版社，2017。

20. 郭世芳：《癌症治療全記錄（增訂版）》。台中：晨星出版有限公司，2018。

21. 李家雄：《圖解內經（第三版）》。台北：五南圖書，2021。

22. 嚴健民：《原始中醫學理論體系探討文集》。北京：中醫古籍出版社，2021。

23. 柯建新：《中醫教你養生 不要等生病才找醫師》。新北：柏樂出版有限公司，2021。

24. 鄧漢、高新彥：《中醫養生學第二版（高等院校應用型創新教材）》。西安：西安交通大學出版社，2021。

25. 呂明、劉曉艷：《中醫養生學第二版（高等中醫藥院校精品教材）》。北京：中國醫藥科技出版社，2021。

26. 馬烈光、章德林：《中醫養生學（新世紀第四版；全國高等中醫藥院校規劃教材第十一版）》。北京：中國中醫藥出版社，2021。

27. 金文京（作者兼譯者）：《漢文與東亞世界》。台北：衛城出版社，2022。

28. 牛津長新冠門診醫療團隊著，俞智敏譯：《長新冠自救手冊》。台北：大塊文化，2022。

29. Sigerist, Henry E. *A History of Medicine.* New York: Oxford Univ. Press, 1951.

30. Goldschmidt, Asaf M. *The Evolution of Chinese Medicine: Song Dynasty, 960-1200.* London: Routledge, 2008.

31. World Health Organization, *WHO Traditional Medicine Strategy* (*2nd ed.*) *2014-2023.* Geneva: World Health Organization, 2013.

國家圖書館出版品預行編目資料

中醫養生學／陳麒方著. ――二版.――臺北
市：五南圖書出版股份有限公司, 2023.10
面；　公分
ISBN 978-626-366-616-0（平裝）

1.CST: 中醫　2.CST: 養生　3.CST: 健康法

413.21　　　　　　　　112015415

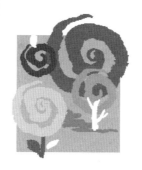

5L0C

中醫養生學

作　　　者 ― 陳麒方（264.9）

發 行 人 ― 楊榮川

總 經 理 ― 楊士清

總 編 輯 ― 楊秀麗

副總編輯 ― 王俐文

責任編輯 ― 金明芬

封面設計 ― 陳亭瑋

出 版 者 ― 五南圖書出版股份有限公司

地　　　址：106臺北市大安區和平東路二段339號4樓

電　　　話：(02)2705-5066　　傳　　真：(02)2706-6100

網　　　址：https://www.wunan.com.tw

電子郵件：wunan@wunan.com.tw

劃撥帳號：01068953

戶　　　名：五南圖書出版股份有限公司

法律顧問　林勝安律師

出版日期　2022年12月初版一刷
　　　　　2023年10月二版一刷

定　　　價　新臺幣450元

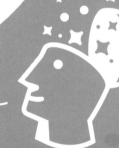

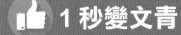

經典永恆・名著常在

五十週年的獻禮——經典名著文庫

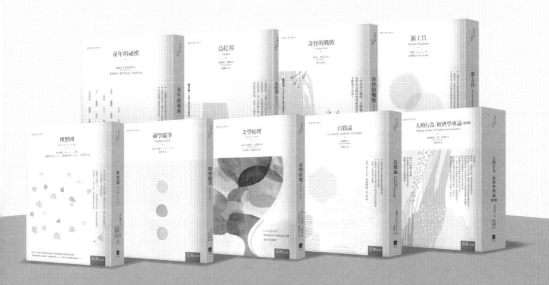

五南，五十年了，半個世紀，人生旅程的一大半，走過來了。

思索著，邁向百年的未來歷程，能為知識界、文化學術界作些什麼？

在速食文化的生態下，有什麼值得讓人雋永品味的？

歷代經典・當今名著，經過時間的洗禮，千錘百鍊，流傳至今，光芒耀人；

不僅使我們能領悟前人的智慧，同時也增深加廣我們思考的深度與視野。

我們決心投入巨資，有計畫的系統梳選，成立「經典名著文庫」，

希望收入古今中外思想性的、充滿睿智與獨見的經典、名著。

這是一項理想性的、永續性的巨大出版工程。

不在意讀者的眾寡，只考慮它的學術價值，力求完整展現先哲思想的軌跡；

為知識界開啟一片智慧之窗，營造一座百花綻放的世界文明公園，

任君遨遊、取菁吸蜜、嘉惠學子！